Nicole Zijnen

Das Gesundwerdebuch

Nicole Zijnen

DAS Gesundwerde-BUCH

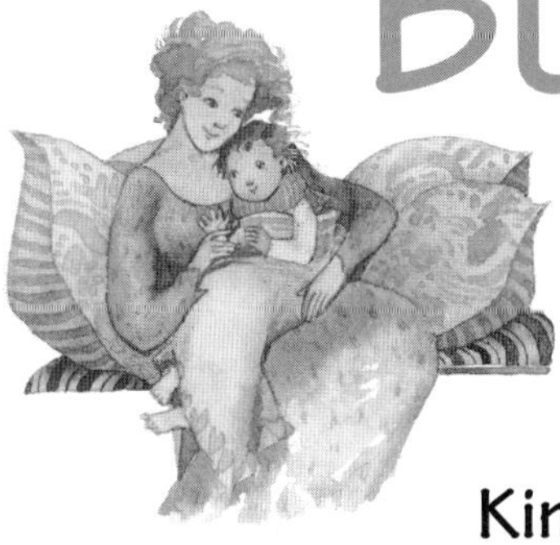

Kinder liebevoll durch Krankheiten begleiten

Tipps und Geschichten zum Vorlesen

Illustrationen von Brigitte Smith

Kösel

Nicole Zijnen ist Kursleiterin für Autogenes Training und Elternberaterin, zudem arbeitet sie als Tagesmutter und Leiterin einer Krabbelgruppe. Mit ihren beiden Kindern und ihrem Mann lebt sie in Frankfurt.

Die Verse auf den Seiten 7 und 44 sind mündlich überliefert, die auf den Seiten 13 und 30 stammen von der Autorin.

ISBN 3-466-30550-0

Druck und Bindung: Kösel, Kempten
Illustrationen und Umschlagmotiv: Brigitte Smith, München
Umschlag: Elisabeth Petersen, München

Gedruckt auf umweltfreundlich hergestellten Bilderdruckpapier (säurefrei und chlorfrei gebleicht)

Inhalt

Meinen Kindern Faye und Laurin gewidmet
und allen Kindern, die noch mit offenen Augen
träumen können

Steh, Sternlein, steh,
dem Kinde tut was weh.
Nimm das Weh in deine Hand,
trag es über Meer und Land,
trag es über Tag und Nacht,
bis das Kindlein wieder lacht.

Was brauchen kranke Kinder?

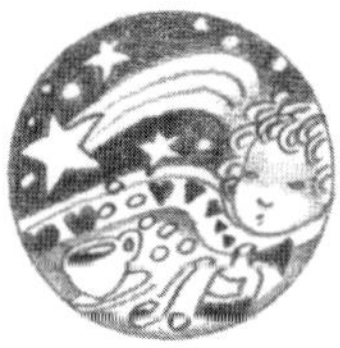

Wenn unser Kind krank ist, leidet ein Teil von uns mit. Wie gern würden wir dem Kind seine Krankheit abnehmen, wollen es trösten, verwöhnen und am liebsten ganz schnell wieder gesund machen.
Mit Argusaugen beobachten wir den Krankheitsverlauf, ziehen schlaue Bücher zu Rate über die neuesten Kenntnisse der Medizin, fachsimpeln mit anderen Müttern, Vätern und Erziehern, schleppen das Kind vielleicht von Arzt zu Arzt oder vertrauen auf die altbewährten Hausmittel.

Was aber braucht ein krankes Kind wirklich? Und wie schafft man es, gerade diese schwierige Zeit zu einer ganz besonderen werden zu lassen, für sich selbst und für das Kind? Dieses Buch möchte Ihnen dafür ein Begleiter sein und Ihnen bei diesen wichtigen Fragen ein wenig helfen.

Im Ratgeberteil zu Beginn finden Sie viele praktische Tipps und Hinweise rund um das kranke Kind: Themen wie Ernährung, ganzheitliche Behandlungsmöglichkeiten, Umgang mit dem Kind und den (gesunden) Geschwistern, Rekonvaleszenz und Ähnliches werden hier ausführlich behandelt. Daneben, und das ist in meinen Augen noch wichtiger, möchte ich Ihnen Anregungen geben, Krankheit einmal aus einer anderen Perspektive zu betrachten. Was könnte die Krankheit Ihnen über das Kind sagen? Wie könnten Sie sie vielleicht nützen, sogar ein wenig genießen als ganz besondere Zeit, als Aus-Zeit? Ich möchte Sie dabei ermutigen, Ihre Ängste ein Stück weit loszulassen und den Selbstheilungskräften Ihres Kindes und Ihren eigenen Fähigkeiten als Eltern zu vertrauen.

Anschließend finden Sie im zweiten Teil des Buches sechzehn Geschichten. Alle Kinder lieben es, wenn ihnen vorgelesen wird, umso mehr, wenn sie krank sind. Diese Geschichten wurden jedoch gezielt entwickelt, um das kranke Kind im Prozess des Gesundwerdens zu unterstützen. Sie machen Kindern Spaß und helfen ihnen gleichzeitig bei der Aufarbeitung des Erlebten. Begleitet werden sie von positiven Suggestionen aus dem Autogenen Training. Weitere Informationen zu den Geschichten und wie Sie sie am besten einsetzen können, finden Sie ab Seite 45.

Was Krankheiten bedeuten können

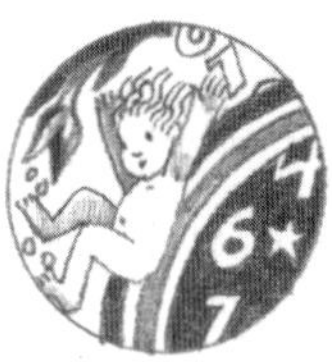

Keine Krankheit kommt dann, wenn man sie »braucht«. Die meisten Krankheiten kommen sogar ziemlich unpassend. Ausgerechnet in den Ferien! Heute, wo Oma Geburtstag hat! Als Mutter von zwei Kindern habe ich festgestellt, dass Krankheiten mit hohem Fieber prinzipiell am Wochenende beginnen, wenn unser Hausarzt garantiert nicht zu erreichen ist ...

Damit setzt die Krankheit schon das erste Signal. Sie fordert uns auf innezuhalten, uns aus dem gewohnten Alltag zurückzuziehen und umzudenken. Ein akut krankes Kind macht instinktiv das Richtige: Es ist urplötzlich müde, muss sich hinlegen, vielleicht sogar übergeben und hat überhaupt kein Interesse mehr an der Außenwelt. Krankheit fordert uns auf, nach innen statt nach außen zu blicken, eine notwendige Ruhepause einzulegen und uns einmal ganz auf uns selbst zu besinnen.

Beim Kind hat Krankheit noch eine weitere Bedeutung. In den ersten sieben Jahren seines Lebens lernt das Kind, seinen Körper zu ergreifen, es kommt so richtig »auf der Erde an«. Gehen wir davon aus, dass jeder Mensch aus der Dreiheit Körper, Seele und Geist besteht und dass Geist und Seele nicht von dieser Welt sind, so ist der Körper die irdische Hülle, die jedes Individuum braucht, um ein Gefäß für Seele und Geist zu bilden.

Ein gesundes Kind will sich viel bewegen, seine Sinne auf allen Ebenen ausprobieren, um seinen Körper und dessen Fähigkeiten, aber auch seine Grenzen kennen zu lernen. Es nimmt seine Umwelt nicht nur über die Augen, Ohren und über Berührung wahr – es verbindet sich innerlich mit allem, was es umgibt, und lernt dadurch die Welt kennen, in der es lebt. Wenn Sie einmal beobachten, wie ein kleines Kind einen Sonnenstrahl betrachtet, können Sie den Gedanken vielleicht gut nachvollziehen, dass ein Kind die Sonne nicht von außen sieht – es verbindet sich mit ihm und ist dieser Sonnenstrahl.

In dieser Phase des »Ankommens auf der Erde« hat Krankheit einen besonderen Stellenwert: Dadurch, dass das Kind seinen Körper so sehr spürt, mit allem, was wehtut und als unangenehm empfunden wird, kommt es jedes Mal ein Stückchen mehr auf der Erde an. Nie wieder ist ein Kind so oft krank wie in den ersten sieben Lebensjahren, ein Infekt folgt auf den nächsten. So anstrengend und überflüssig dies auf den ersten Blick scheinen mag, so sinnvoll ist es, wenn Sie die Krankheit unter diesem Gesichtspunkt ansehen.

Im zweiten Jahrsiebt, zwischen etwa sieben und vierzehn Jahren, entsteht ein bewegtes Seelenleben. Das Kind nimmt sich deutlich als getrennt von der Außenwelt wahr, kann sich aber innerlich, über Phantasiereisen oder Imaginationen, genauso tief mit ihr verbinden wie früher. Vor allem Kinderkrankheiten wie Masern, Röteln und Scharlach treten in dieser Zeit auf.

Diese Krankheiten sind im Grunde »Häutungs-« oder »Schälungsprozesse«. Aus einer Haut zu schlüpfen, um jemand anderes zu werden, ist oft gar nicht so einfach. Meistens kommen diese Krankheiten, wenn sich das Kind weiterentwickelt, eine Phase abgeschlossen hat und eine neue beginnt oder eine große äußerliche Veränderung in seinem Umfeld stattgefunden hat – Umzug, Kindergarten, Geschwisterkind, Trennung der Eltern, Schule, neue Freunde, neuer Lehrer etc. Diese Umstellung erfordert sehr viel Anstrengung, denn einfach so legt man keine alte Haut ab. Die Krankheit fordert eine Auseinandersetzung mit dem bisher Gelebten, das Ablegen alter Gewohnheiten, und öffnet gleichzeitig neue Wege. Loslassen ist jetzt wichtig, sich einlassen können auf das, was kommt und was meistens noch gar nicht abzusehen ist. Jede Krankheit verläuft bei jedem Menschen etwas anders, auch wenn wir sie beim Namen nennen und ihre Symptome beschreiben können. Indem wir verkrampfen und festhalten wollen am Ur-Zustand, behindern wir nur den natürlichen Verlauf der Dinge und verletzen uns am Ende selbst. Lassen Sie Ihr Kind deshalb ruhig durch diese Phase gehen. Betrachten Sie die Krankheit als Zeichen einer notwendigen Weiterentwicklung und bieten Sie Ihrem Kind Unterstützung – nicht nur körperlicher, sondern auch seelischer Art.

Natürlich spielt Angst oft eine große Rolle und behindert Eltern und Kind eher, als dass sie hilft. Deshalb bin ich der Meinung, es schadet dem Kind nur, wenn wir ihm viel über seine Krankheit erzählen.

Stellen Sie sich beispielsweise vor, Ihr Kind hat Windpocken, und Sie sagen ihm: »Ach Gott, die Windpocken! Ausgerechnet jetzt! Wart nur ab, du bekommst jetzt am ganzen Körper kleine Bläschen und die jucken furchtbar. Du darfst dich auf gar keinen Fall kratzen, sonst bekommst du überall Narben und wir müssen zu Hause bleiben, sonst steckst du alle anderen Kinder an!«

Wie, meinen Sie, fühlt sich ein Kind nach einer solchen Ansprache? Wie anders geht es ihm, wenn Sie stattdessen sagen: »Guck mal, da hast du ein Bläschen auf dem Bauch. Wie fühlt sich das an? Wollen wir mal schauen, ob noch mehr kommen? Sag mir, wenn du eins findest.« Dann sind Sie einfach da, treffen die notwendigen Entscheidungen, sagen Termine ab, kümmern sich um Puder und andere Heilmittel und geben Ihrem Kind das Gefühl der Geborgenheit und Wärme. Mehr braucht es nicht. Je mehr Worte Sie machen, umso aufgeregter wird Ihr Kind, gerät in einen Zustand großer Anspannung und verkrampft, wodurch die Krankheit oft etwas »schlimmer« verläuft, als wenn man sie einfach zulassen kann.

Letztendlich gehört Krankheit zum Leben, ist nur der Gegenpol unseres doch meist gewohnten und oft vernachlässigten Zustandes »Gesundheit« und weniger dramatisch als befürchtet. Jeden Tag sind wir von so vielen Polaritäten umgeben, dass wir sie schon gar nicht mehr wahrnehmen: Tag und Nacht, Hell und Dunkel, Sommer und Winter, Ebbe und Flut, Einatmen und Ausatmen, Leben und Tod, Gesundheit und Krankheit und viele mehr.

Mein Kind, mein Kind,
mir flüstert der Wind:
Du liegst auf der Bank
und bist heute krank.
Sei nur ruhig, mein Kind,
denn ganz geschwind
küsst mein Heile-Mund
dich wieder gesund.

Lernen wir, Krankheit wieder anzunehmen und zu verwandeln. Wenn Sie ein Kind nach überstandener Krankheit ansehen, hat es sich meist sehr verändert: Gesichtszüge sind anders als vorher, es ist gewachsen, verhält sich »reifer«, sein Appetit ist besser. Mal hat ein kleiner Suppenkaspar auf einmal Bärenhunger, ein Kind ist plötzlich in die Länge geschossen oder es hat etwas ganz Besonderes gelernt. Meine viereinhalbjährige Tochter konnte beispielsweise nach den Windpocken ohne Stützräder Fahrrad fahren. Auf jeden Fall braucht das Kind in dieser sehr wichtigen Zeit viel Ruhe, um sich entwickeln zu können. Und auch die Eltern verändern sich. Jede überstandene Krankheit hinterlässt ihre Spuren. Dazu jedoch später mehr.

Ihre Rolle als Eltern

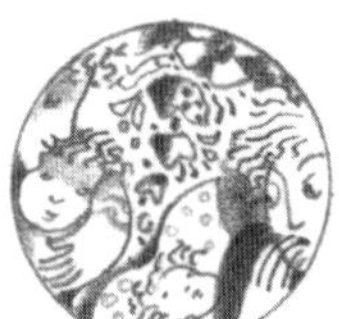

Als Erzieher sind wir oft hin und her gerissen zwischen der Angst, dem Kinde könnte etwas Schlimmes passieren, dem Wunsch, die Verantwortung abgeben zu können an jemanden, der viel kompetenter ist als wir, und der Hoffnung, alles möge nicht so schlimm sein, wie es aussieht.

Vielleicht machen wir uns noch Vorwürfe, wie es so weit kommen konnte. Haben wir am Ende durch eigenes Fehlverhalten die Krankheit heraufbeschworen? Oder wir klagen andere an, die ihr krankes Kind auf den Spielplatz, in den Kindergarten oder auf den Geburtstag geschickt haben, damit sich noch viele andere Kinder anstecken konnten. Alle diese Gedanken nutzen uns – Sie wissen es bestimmt selbst – herzlich wenig.

Lassen Sie ruhig zu, einmal im Kreis zu denken, einmal kurz zu verzweifeln, einen Moment lang zu hoffen, es käme jemand, der sich genau mit der Krankheit Ihres Kindes bestens auskennt und der ganz exakt die richtigen Schritte benennt, die Sie tun sollten. Und dann lassen Sie los und kommen Sie bitte wieder genau am Ausgangspunkt an. Denn: Sie selbst sind jetzt gefragt und niemand anderes. Sie sind die Vertrauensperson Ihres Kindes. Nicht nur die Eltern bekommen Kinder; Kinder suchen sich ihre Eltern und die Bedingungen ihrer Menschwerdung aus. Ihr Kind hat Sie ja schließlich gewählt, weil gerade Sie die besten Voraussetzungen bieten, wie Ihr Kind in diesem seinem Leben am meisten lernen kann.

Erfüllen Sie dieses Vertrauen Ihres Kindes, zeigen Sie ihm, dass es Ihnen trauen und sich auf Sie verlassen kann. Natürlich machen Sie Fehler! Das wusste Ihr Kind, bevor es zu Ihnen kam. Wenn Sie diese Fehler aus Liebe und im besten Glauben machen, wird Ihr Kind Ihnen verzeihen.

Viel wichtiger ist jedoch, dass Sie Ihr Kind jetzt nicht loslassen und dem Arzt sozusagen »abgeben«, sondern zu ihm stehen und ihm jede mögliche Hilfe geben, die es braucht, liebevoll, kritisch und möglichst objektiv. Keiner kennt Ihr Kind so gut wie Sie. Deshalb weiß auch keiner so gut wie Sie, wie das Kind reagiert, wenn es krank ist, was es mag, was es nicht mag, wie es auf verschiedene Heilmittel reagiert.

Mutter ist die beste Medizin! Das ist nicht gegen die Väter gemünzt, im Gegenteil ist ein liebevoller Vater manchmal der Fels in der Brandung und kann Mutter und Kind eine kräftige Stütze sein. Besinnen Sie sich auf Ihre weibliche Seite, das Ur-Bild der Heilerin und Bewahrerin, und schaffen Sie die notwendige »Hülle«, in der das Kind beruhigt gesund werden kann. Zum Glück für unsere Kinder können wir dadurch die schwere Zeit der Krankheit etwas vereinfachen. Keine Krankenschwester misst so gut Fieber wie Mama. Kein Arzt macht einen so schönen Verband wie Papa.

Das Kind, so anfällig, so verletzlich und so offen in der Zeit der Krankheit, braucht seine Eltern, die Personen seines Vertrauens und seiner Liebe, so sehr wie die Luft zum Atmen. Gott sei Dank hat sich dieses Wissen sogar in den Krankenhäusern herumgesprochen, sodass kaum ein krankes Kind mehr ohne Mutter oder Vater aufgenommen wird.

Als Mutter haben Sie noch eine besondere Position: Sie haben Ihrem Kind verantwortungsvoll das Leben geschenkt, es im wahrsten Sinne des Wortes »auf die Welt gebracht«. Nun sollten Sie auch weiterhin zu ihm stehen und es begleiten, wenn es eine Hürde in diesem Leben überwinden muss. Ängste und Unsicherheiten gehören immer zum Leben dazu. Schließlich ist jede Krankheit eine Art »Schwelle« zu einer Weiterentwicklung und wie diese aussieht, wissen wir immer erst hinterher.

Hilfreich dabei kann es sein, sich an einem Ideal zu orientieren. Wenn Sie beispielsweise ein sehr aufbrausendes Temperament besitzen, könnten Sie sich fest vornehmen, sich in Geduld und Ruhe zu hüllen, zumindest für die Zeit der Krankheit. Neigen Sie normalerweise zum kreativen Chaos, könnten Sie versuchen, stattdessen Ordnung zu halten. Indem Sie so an sich selbst arbeiten, nicht nur einmal, sondern mehrmals am Tag sich innerlich dazu anhalten, setzen Sie enorme Kräfte in sich frei. Auch ein schöner, besinnlicher Spruch, ein Gedicht oder ein Bild, mit dem man sich eine Zeit lang intensiv beschäftigt, stärken die Seelenkräfte ungemein.

Vielleicht kann die Zeit der Krankheit für Sie auch die Aufgabe sein herauszufinden, wie Sie sich als Mutter oder Vater sehen. Welche Eigenschaften sind für Sie mütterlich oder väterlich? Seien Sie dabei nicht zu bald der Partner oder Freund Ihres Kindes. Das kommt früh genug. Lernen Sie zunächst, in die Rolle zu schlüpfen, die das Kind Ihnen vorgibt, und füllen Sie diese gut aus. Sie werden

Ihr Kind auf verschiedene Weise durch seine Lebensjahrsiebte begleiten: Im ersten Jahrsiebt tragen Sie es bildlich auf dem Arm, im zweiten halten Sie es an der Hand und im dritten schließlich gehen Sie Seite an Seite mit ihm.

Gerade die Hürden und Schwierigkeiten sind es, durch die wir mit unserem Kind zusammenwachsen können. An unseren Ecken und Kanten stoßen wir uns, vielleicht immer wieder, vielleicht rundet sich eine Ecke durch die ständige Konfrontation ein wenig. Nur »Reibung« erzeugt Wärme, zu viel Harmonie ist nicht immer förderlich für die Entwicklung einer Beziehung. Haben Sie also keine Angst vor Problemen, Aufgaben, Krankheiten. Freuen Sie sich stattdessen auf eine neue Gelegenheit zu reifen, mit allen Schwierigkeiten und Gefahren. Das Leben gibt uns nicht mehr als das, was wir bewältigen können. Lernen Sie, daran zu glauben und zu vertrauen, und vielleicht wird aus jedem Stein in Ihrem Weg ein Diamant!

Die Krankheit zusammen annehmen

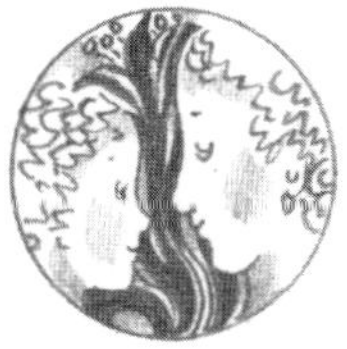

Ihr Kind will spüren, dass Sie innerlich ja zu ihm sagen, das heißt, es so annehmen, wie es ist, mit all den Veränderungen, die auf Sie beide zukommen. Wichtig ist dabei, dass Sie als Mutter oder Vater, Oma, Opa, Tante oder Erzieherin die Verantwortung für das kranke Kind übernehmen. Weder der Arzt allein macht Ihr Kind gesund, noch die Medikamente. Das Kind entscheidet selbst, wann es – mit Ihrer Hilfe – wieder gesund wird. Sie müssen die Hülle schaffen, in der das Kind gedeihen kann und sich fallen lässt. Dann kann ein verantwortungsvoller Arzt mit entsprechenden Heilmethoden viel Gutes vollbringen.

Mir persönlich hat es immer geholfen, mich im Krankheitsfall meiner Kinder selbst zu überprüfen und zu fragen: Bin ich bereit, mit dem Kind die Krankheit zu ertragen, oder wehre ich mich dagegen, aus Un-Lust, weil es »gerade nicht passt« etc.? Je mehr ich sagen konnte: Ja, wir gehen gemeinsam durch diese Krankheit, umso positiver war der Verlauf für uns alle.

Dabei ist es unumgänglich, das Kind ohne Einschränkungen anzunehmen, auch wenn es Ihre Erwartungen nicht erfüllt. Manche Kinder erleben ihre Krankheit als bedrückend, andere weinen viel, wieder andere quengeln ohne Unterlass. Aus einem sonst sehr forschen Kind wird auf einmal ein Hasenfuß, ein selbständiges will keine Sekunde ohne Mama sein. Kranksein ist eben eine ganz besondere Zeit mit besonderen Nebenwirkungen. Erbrochenes riecht nicht gut, gehört aber zu Ihrem Kind. Vielleicht sieht es furchtbar entstellt aus mit seinen Windpocken – es ist immer noch Ihr Kind. Auch wenn es schnauft, röchelt, sogar vor Schmerzen schreit – es hilft dem Kind nicht, wenn Sie es anbrüllen, drohen, ihm zeigen, dass es Ihnen auf die Nerven geht oder Sie vielleicht sogar große Überwindung kostet, mit ihm zusammen zu sein. Je besser Sie die Krankheit aushalten können, mit all ihren Nebenerscheinungen, desto wohler wird sich das Kind bei Ihnen fühlen. Erwarten Sie keine übermenschlichen Anstrengungen von Ihrem Kind. Soll es sich ruhig kratzen, wenn etwas furchtbar juckt, oder seine Triefnase ständig hochziehen, anstatt sie zu putzen. Setzen Sie nicht voraus, dass Ihr Kind seine Krankheit verständig erlebt – es *ist* die Krankheit.

Bewahren Sie sich Neugierde für das, was kommt, darauf, wie Ihr Kind reagiert, und haben Sie Vertrauen zu sich selbst, zu Ihrem Kind und seinen Gesundungskräften. Fragen Sie sich doch einmal, weshalb gerade diese Krankheit zu diesem Zeitpunkt gekommen ist, was Ihnen die Krankheit sagen könnte.

Viele Krankheiten sprechen nämlich für sich selbst, wenn wir zum Beispiel »die Nase voll haben«, etwas uns »zum Hals raushängt« oder »unter die Haut geht«.

Kinder, vor allem im ersten Jahrsiebt, reagieren viel mit dem Bauch. Bauchweh kann alles Mögliche bedeuten, von Hunger haben über traurig sein bis keine Lust haben, in den Kindergarten zu gehen. Aber auch Ohrenschmerzen oder eine beginnende Lungenentzündung können sich über den Bauch bemerkbar machen.

Am besten helfen Sie Ihrem Bauchweh-Kind mit sanfter Bauchmassage und einem wohlriechenden Öl. Kuscheln Sie mit dem Kind und streicheln Sie es, dann verschwindet das Bauchweh meist ganz von selbst. Ist dies nicht der Fall, könnte sich eine ernsthafte Krankheit ankündigen, die bald noch andere entsprechende Symptome hervorruft.

Das »Krankenlager« gestalten

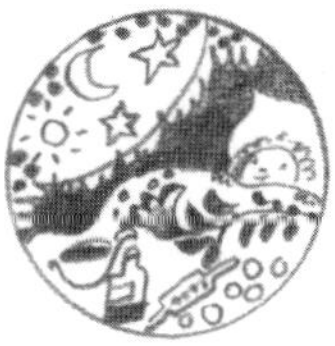

Eine kleine Oase der Ruhe wäre für jedes kranke Kind wünschenswert. Dass ein akut krankes Kind nach Hause gehört, sollte eigentlich selbstverständlich sein. Sie tun Ihrem Kind keinen Gefallen, wenn Sie mit ihm trotzdem in Urlaub fahren, Feste besuchen, ins Kino gehen oder es in den Kindergarten schicken. Dies gilt auch, wenn das Kind nachts kaum geschlafen hat, weil es sich übergeben musste, Fieber hatte oder fast nur gehustet hat.

Alle Veranstaltungen kommen immer mal wieder, auch wenn Sie sich sehr darauf gefreut hatten, aber für Ihr Kind ist es im Krankheitsfall einfach besser, es befindet sich in seiner vertrauten Umgebung. Instinktiv wünschen sich die meisten Kinder dort das, was für sie genau richtig ist: im Bett liegen zu bleiben, noch eine Runde zu schlafen oder eine Wärmflasche.

Schaffen Sie Ihrem Kind einen Platz, wo es sich wohl fühlen kann, ohne zu vielen Reizen ausgesetzt zu sein. Wenn Sie eine große Familie haben, die im Wohnzimmer ständig ein und aus geht, lassen Sie Ihr Kind lieber in seinem Zimmer; wenn es dieses mit anderen Kindern teilt, verlegen Sie es vielleicht ins Elternschlafzimmer.

Wo auch immer es sein Krankenlager hat, sorgen Sie dafür, dass es dort einigermaßen ungestört ist, Sie aber trotzdem schnell erreichbar und in der Nähe sind.

Fernsehen oder Computerspiele sollten für ein krankes Kind absolut tabu sein. Halten Sie mich ruhig für altmodisch, aber ich weiß, dass solche technischen Errungenschaften, die meiner Meinung nach heutzutage viel zu früh in Kinderhände gelangen, das Kind eher daran hindern, gesund zu werden. Ablenkung ist im Krankheitsfall nicht unbedingt gefragt. Außerdem bekommt das Kind über diese Medien zusätzliche Informationen, die es nicht verarbeiten kann und es zu sehr belasten. Die schnelle Abfolge verschiedener Bilder belastet die Augen, und der Geräuschpegel von Filmen strengt das Gehör an. Empfehlenswert wäre gedämpfte, entspannende Musik, in Maßen gehört und nur dann, wenn eine Krankheit noch nicht zum Ausbruch gekommen oder das Kind schon wieder auf dem Weg der Besserung ist. Sie finden entsprechende Musik und eine Auswahl an heilsamen Geschichten auf der CD oder MC »Fieberteufelchen und Schnupfenzwerg: Geschichten aus dem Gesundwerdebuch«.

Jede Krankheit fordert die Einhaltung eigener Regeln: Beispielsweise sollte das Krankenzimmer bei Masern eher etwas verdunkelt sein, bei anderen Krankheiten ist dies nicht notwendig. Hat das Kind eine fieberhafte Erkältung, packen Sie es warm ein, bei Windpocken im Sommer genügt dagegen ein leichtes, weites T-Shirt. Achten Sie vor allem auf Unterwäsche und Schlafanzüge aus gut atmendem Material. Baumwollhemdchen und -höschen lassen sich gut waschen, wenn das Kind viel schwitzt, aber im Winter könnte es vielleicht eher ein warmes Wollhemd gebrauchen. Prinzipiell gilt die Regel: Je kleiner das Kind, desto mehr Wärme benötigt es.

Vermutlich werden Sie auch die Bettwäsche öfter wechseln müssen, wenn das Kind akut krank ist, wobei ich deswegen ein Kind nicht stören würde. Am besten kann dies gemacht werden, wenn das Kind einmal im Bad ist. Nach ein paar Tagen Schwitzen freut es sich bestimmt über ein frisches, duftendes Bett. Prinzipiell finde ich es sehr schön, das Bett nach überstandener Krankheit neu zu beziehen. Symbolisch wird so die Krankheit abgezogen und gewaschen, das Kind kann das Vergangene einfach hinter sich lassen.

Um das Bett herum gehören natürlich die notwendigen Utensilien, welche die Krankheit erfordert: Taschentücher, Tee, Töpfchen. Sie selbst sollten sich an einem separaten Platz die Tabletten oder Globuli, Hustensaft, Pulver, Puder, Wickel, Fieberthermometer griffbereit halten.

Das Lager des kleinen Patienten könnten Sie noch ein bisschen schön gestalten: Ganz besonders gut gefällt mir die Idee, ein Zweiglein in einer Vase als Gesundwerde-Bäumchen zu schmücken. Jeden Tag wird ein kleiner Gegenstand daran gehängt, vielleicht selbst gebastelt oder gesammelt: eine schöne Feder, ein paar bunte Perlen, eine Schnecke aus Knete, ein Bienchen aus einem Erlenzapfen und etwas Wolle oder andere Kleinigkeiten. Das Kind kann dann genau verfolgen, wie lange es schon krank ist, und freut sich jeden Tag auf die neue Überraschung. Außerdem weiß es: Dann wird es auch bald wieder gesund.

Meine Tochter legt großen Wert darauf, dass ihr Essensplatz bei Tisch besonders geschmückt ist, wenn sie krank ist: mit einer Blume, einer schönen Karte, einem schönen Stein oder einer Kerze. Seien Sie kreativ und gestalten Sie Ihrem Kind die Krankheit so schön wie möglich, damit es sich an wohltuende Bilder erinnert und viel Gelegenheit bekommt, sich zu freuen.

Weiterhin könnte eine besondere Puppe im Krankheitsfall zu Besuch kommen, vielleicht eine Handpuppe, die dem Kind Geschichten erzählt. Sie könnten eine kleine Puppe aus Taschentüchern basteln oder ein Kuscheltier ebenfalls krank werden lassen. Bestimmt möchte Ihr Kind sein Lieblings-Kuscheltier oder ein Schmusekissen bei sich im Bett haben. Auch ein Buch sollte nicht fehlen, wie dieses, das die Tage ein wenig bunter macht und die Nächte ein bisschen leuchtender ...

Bei uns gibt es inzwischen eine Gesundwerde-Kiste mit allen möglichen Utensilien zum Gesundwerden: ein Seidentuch zum Schmusen, eine lustige Puppe, Malstifte, ein schönes Buch zum Anschauen ... Fast ist es schön, krank zu sein.

Geschwister und Freunde

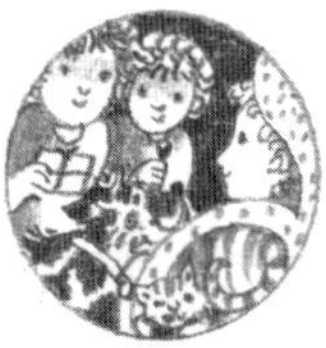

Meine Schwester muss im Bett bleiben! Meistens ist das kranke Kind nicht allein; es gibt oft noch ein oder zwei Geschwisterkinder, die nicht unbedingt auch krank sein müssen. Natürlich ist es schwierig für die Mutter oder die pflegende Person, allen Parteien gerecht zu werden. Oft verstehen jüngere Kinder nicht, warum sie leise sein sollen, wenn das ältere kranke schlafen will. Es ist eine Kunst, die gesunden Kinder mit einzubeziehen, ohne dass es diesen langweilig wird oder sie sogar eifersüchtig werden auf das Kind, das auf einmal so viel Aufmerksamkeit bekommt.

Lassen Sie die Kinder ruhig zusammen schmusen, wenn sie das gern möchten. Die meisten Kinderkrankheiten machen so oder so die Runde, und es ist sehr unwahrscheinlich, dass nur ein Kind eine ansteckende Krankheit durchlebt. Allzu intensives Kuscheln bei Erkältungskrankheiten oder Magen-Darm-Geschichten würde ich allerdings vorübergehend verhindern. Ich brauche wahrscheinlich nicht zu erwähnen, dass ein krankes Kind gerne schmusen und in den Arm genommen werden will. Seien Sie nicht zurückhaltend mit Liebkosungen, wenn Sie merken, es tut dem Kind gut. Immer wieder gibt es jedoch auch Kinder, die sich bei einer Krankheit zurückziehen und nicht gern angefasst werden. Bei vielen Krankheiten, die sich über die Haut ausdrücken, ist das auch unangenehm. Dann können Sie trotzdem durch entsprechende Worte, Licht und Gesten eine liebevolle Atmosphäre schaffen. Respektieren Sie das Bedürfnis Ihres Kindes und warten Sie ab, bis es von selbst wieder auf Sie zukommt. Zuwendung und Hingabe erlebt das Kind hauptsächlich über indirekte Signale wie Ihre Körperhaltung, den Klang Ihrer Sprache und die innere Wachsamkeit, die Sie dem Kind schenken. Es tut dem Kind gut, wenn Sie einfach ein bisschen bei ihm sitzen, mal seine Hand halten, vielleicht ein Lied singen, Fingerspiele machen, etwas erzählen. Stundenlange Unterhaltung ist natürlich damit nicht gemeint, eher braucht das Kind das Bewusstsein, dass jemand da ist, der sich kümmert und es lieb hat. Eine Runde Schmusen kann überaus heilsam sein und stillt eine Zeit lang das Bedürfnis des Kindes nach Nähe und Zärtlichkeit.

Sollten Sie viel an das Haus gebunden sein, könnten Sie versuchen, das gesunde Geschwisterkind mit einzubeziehen. Sagen Sie ruhig, Sie alle haben Auszeit, weil ein Kind krank ist. Das gesunde Kind darf dann helfen beim Essen machen, mit dem kranken Kind ein kleines Spiel spielen oder malen und kneten. Was allen Kindern Spaß macht, ist, die Krankheit zu malen, auch wenn es nur in wilden bunten Strichen ist. Solche Beschäftigungen sind meist am sinnvollsten, wenn es dem kranken Kind schon wieder besser geht. Zusammen könnten Sie sich auch ein Buch anschauen oder vorlesen. Dazu eignen sich am besten kleine Geschichten, die das Kind entspannen und ihm angenehme Bilder vermitteln, wie in diesem Buch. Warum diese Geschichten etwas ganz Besonderes sind, können Sie ab Seite 45 nachlesen.

Besuch von Spielkameraden ist in der akuten Krankheitsphase eher nicht zu empfehlen. Oft wird es laut und unruhig, weil die meisten Kinder doch nicht verstehen, dass ein krankes Kind Ruhe braucht. Stattdessen freuen sich die kleinen Patienten sehr, wenn sie von ihren Freunden ein Bild oder etwas Kleines, Selbstgebasteltes mitgebracht bekommen. Sobald es dem Kind wieder besser geht, können dann nach und nach auch wieder Kinder zum Spielen vorbeikommen, wobei Sie sich vorher unbedingt erkundigen sollten, wie es mit der Ansteckungsgefahr aussieht, und die Eltern entsprechend informieren. Manche Eltern haben ganz gern, wenn ihr Kind endlich eine Kinderkrankheit wie Röteln oder Mumps bekommt, anderen »passt« es überhaupt nicht. Ich finde, man kann solche Dinge unter Erziehern besprechen und respektieren, auch wenn es vielleicht nicht mit der eigenen Meinung übereinstimmt.

Tiere im Bett mögen für viele Eltern ein ungewöhnliches Bild sein, können dem Kind aber ganz gut tun. Unsere Katzen verspüren beispielsweise immer den Drang, wenn ein Familienmitglied krank ist, sich zu ihm auf die Decke zu kuscheln. Wir alle fühlen uns immer ganz wohl dabei: Es ist warm und kuschelig und man hat einen kleinen Freund dabei, der die Krankheit ein wenig teilt. Zudem heißt es, dass Katzen tatsächlich »negative« Energien vom Menschen aufnehmen und verarbeiten. Wie dem auch sei, ein Tier kann durchaus heilend wirken, Sie sollten aber darauf achten, ob das Kind sich dabei wohl fühlt, dass es Tierbesuch hat, oder nicht.

Sorgen Sie gut für sich selbst

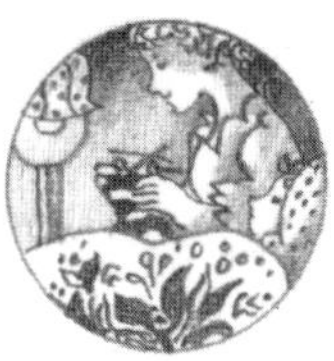

Das möchte ich Ihnen unbedingt ans Herz legen: Passen Sie gut auf sich auf. Nehmen Sie die Aus-Zeit als solche an und hadern Sie nicht zu sehr, weil viele Unternehmungen ins Wasser fallen oder das Wetter draußen zum Schwimmen und Spazierengehen einlädt. Versuchen Sie, das Beste aus der Situation zu machen. Gestalten Sie daher auch für sich die Krankheit so einfach und positiv wie möglich. Das kann mit einem schönen Duft in der Duftlampe beginnen, sparsam dosiert, zum Beispiel Lavendel, Orange oder Grapefruit.

Organisieren Sie Einkäufe, Kinderabholen von der Schule, den Gang zur Bank etc. mit hilfreichen Menschen wie dem Partner, der Oma oder Freunden, sodass Sie einfach viel zu Hause sein können.

Vermeiden Sie unnötigen Lärm, Hektik, laute Gespräche und unruhige Bewegungen. Alle Sinne des Kindes sind jetzt besonders empfindlich und sensibilisiert. Wenn es Ihnen stattdessen gelingt, Ruhe auszustrahlen, geht diese auch auf das Kind über und unterstützt den Heilungsprozess. Auch mit Telefonaten sollten Sie zurückhaltend sein – bestimmt ist viel Zeit für ausführliche Gespräche mit

Freunden, wenn das Kind wieder gesund ist und spielt. Was nicht heißt, dass Sie sich nicht einmal Kraft und Hilfe bei einer guten Freundin holen sollen. Ich empfehle Ihnen, auch mit dem Arzt wenig über das Kind in dessen Gegenwart zu reden. Es belastet das Kind nur unnötig, an Vergangenes erinnert und auf eine ungewisse Zukunft hingewiesen zu werden.

Seien Sie für das Kind da – erledigen Sie nur das Nötigste und bürden Sie sich keine unnötigen Arbeiten auf. Was lange liegen geblieben ist, kann bestimmt noch ein paar Tage länger liegen bleiben. Was unbedingt gemacht werden muss, machen Sie vielleicht zügig, wenn das Kind versorgt ist und sich ein Moment Pause anbahnt. Dennoch: Gönnen Sie sich unbedingt Ruhephasen im Verlauf der Pflege. Schlafen Sie, wenn das Kind auch schläft, oder entspannen Sie zumindest, lesen Sie etwas Schönes oder trinken Sie in Ruhe eine Tasse Kaffee und schauen Sie aus dem Fenster. So haben Sie denselben Rhythmus wie das Kind und brauchen nicht dringend eine Pause, wenn es gerade wieder wach wird.

Schön und beruhigend für Sie und den kleinen Patienten sind Handarbeiten, die Sie am Krankenbett ausführen können – Nähen, Stricken, Basteln ... Der kreative Prozess, der im Äußeren stattfindet, bzw. das Reparieren, Zusammenfügen und Formen spiegelt die Vorgänge wider, die sich im Körper des Kindes abspielen – Krankes wird ausgeschieden, verwandelt, abgestoßen, Gesundes neu geformt, in Gang gebracht, wiederhergestellt.

Essen und Trinken

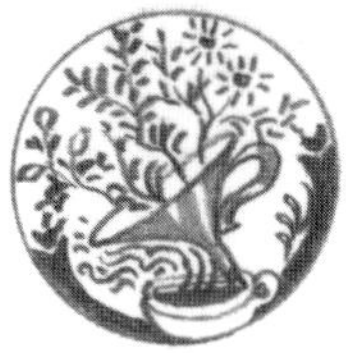

Wenn das Kind nicht essen will, machen Sie sich keine Gedanken. Wahrscheinlich hat es wirklich keinen Hunger und braucht seine Kräfte nicht zur Verdauung, sondern für andere Prozesse, die im Körper stattfinden. Die Nahrungsaufnahme wird ganz natürlich so lange zurückgestellt, bis sich der kleine Patient auf dem Weg der Besserung befindet. Dann stellt sich der Hunger von selbst wieder ein.

Viel wichtiger als Essen ist das Trinken. Vor allem bei Fieber sollten die Kinder immer wieder angeregt werden, etwas zu trinken. Solange der Magen nicht zusätzlich gereizt ist, können im Grunde alle möglichen Getränke angeboten werden. Auf anregende Brausegetränke würde ich allerdings verzichten, sondern dem Kind lieber ungezuckerte Säfte, Wasser oder Tee geben.

Tee kann als Heilmittel eingesetzt werden, aber auch nur den Durst stillen. Kamillen-, Fenchel- und Hagebuttentee wirken beruhigend und werden von den meisten Kindern gern getrunken. Heiltees aus Lindenblüte, Heidelbeere oder Holunder sollten dagegen nur dann zum Einsatz kommen, wenn es die entsprechende Krankheit erfordert. Besorgen Sie sich ein gutes Buch über die Heilkräfte von Tees oder beraten Sie sich mit Ihrem Arzt oder Heilpraktiker. Als Süßungsmittel eignet sich ein wenig Honig oder Traubenzucker für ein geschwächtes Kind, das sich viel übergeben hat und wieder zu Kräften kommen soll.

Viele Mütter sind beruhigter, wenn das kranke Kind wenigstens flüssige Nahrung zu sich nimmt. Eine Tasse Gemüsebrühe schmeckt fast allen Kindern, vielleicht mit einem Esslöffel Haferflocken angereichert. Auch eine Hühnersuppe mit wenig Fleisch wird gern gegessen. Bei uns zu Hause gab es immer Hühnersuppe, wenn ich krank war. Heute noch »riecht« Kranksein für mich nach Hühnchen.

Auch Zwieback, ein bisschen Obst oder Knäckebrot ist gut verträgliche, leichte Krankenkost, die zwischendurch mal geknabbert werden kann. Joghurt und andere Milchprodukte sind eher schwer verdaulich, können aber trotzdem in Maßen genossen werden, wenn das Kind danach verlangt.

Süßigkeiten sind beliebte Trostmittel und es fällt mir schwer, Ihnen diesbezüglich einen allgemein gültigen Rat zu geben. Ein akut erkranktes Kind verlangt selten nach Süßem, eher nach salzigen Speisen. Ein paar Salzstangen oder Cracker bekommen eigentlich immer gut. Auch mal ein Gummibärchen oder ein Stück Schokolade schaden nicht, gehören jedoch eher in die Zeit der Rekonvaleszenz. Ein Hustenbonbon »versüßt« eine Erkältungskrankheit ebenso wie ein Löffel Honig. Auch ein Stück Traubenzucker können Sie dem Kind zur Stärkung und zur Besserung der Laune geben. Prinzipiell würde ich jedoch keine Süßigkeiten anbieten, lieber abwarten, bis das Kind danach verlangt.

Funktioniert die Verdauung? Wundern Sie sich nicht, wenn Ihr krankes Kind seine Kräfte nicht nur bezüglich der Nahrungsaufnahme zurückhält, sondern auch seine Ausscheidungen sehr sparsam von sich gibt.

Wenn es bei Ihnen einen langen Weg zwischen Krankenbett und Toilette gibt, stellen Sie dem Kind vielleicht ein Töpfchen ans Bett, damit es nicht jedes Mal aufstehen und laufen muss. Große Geschäfte können warten, bis das Kind wieder regeneriert und anfängt, feste Nahrung zu sich zu nehmen. Wo nicht viel verdaut wird, muss auch nicht viel ausgeschieden werden. Klagt das Kind, dass es muss, aber nicht kann, können Sie mit frischem Obst oder etwas Milchzucker problemlos und sanft Erleichterung schaffen.

Einläufe sind nur dann erforderlich, wenn das Kind wirklich wenig trinkt und viel Wasser verloren hat durch Schwitzen oder Erbrechen. Auch gibt es Krankheiten, bei denen erwünscht ist, dass so viele Giftstoffe wie möglich den Körper verlassen. Werden Sie aber nach Möglichkeit erst nach Rücksprache mit dem Arzt Ihres Vertrauens aktiv.

Stichpunkt Hygiene

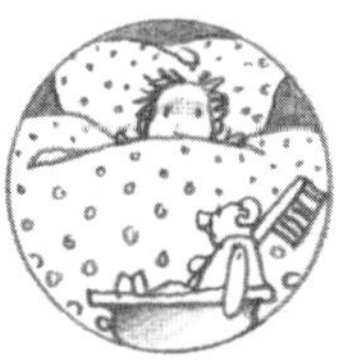

Die tägliche Körperpflege fällt im Krankheitsfall natürlich anders aus, als wenn das Kind gesund ist. Ein kleines Notprogramm sollten Sie trotzdem durchführen und sich zusätzlich davon leiten lassen, was notwendig ist. Morgens können beispielsweise Gesicht und Hände gewaschen und die Zähne geputzt werden. Hat das Kind in der Nacht sehr geschwitzt, bekommt es einen neuen Schlafanzug. Dann darf es wieder ins Bett. Abends können Sie ebenso verfahren. Zum offiziellen »Schlafengehen« sollte das Kind eher früh fertig gemacht werden, denn die Nachtruhe eines akut kranken Kindes beginnt nicht so spät.

Je nach Krankheit können Ganzkörperwaschungen oder Bäder gemacht werden. Sie sollten sich unbedingt informieren, was für Ihr Kind wann gut ist. Anschließend packen Sie das Kind warm ein und bringen es ins kuschelige Bett, vielleicht mit einer Wärmflasche oder einem aufgeheizten Kirschkernsack.

Haare waschen ist etwas für gesunde Kinder und sollte frühestens gemacht werden, wenn das Kind schon einige Tage wieder fit ist. Dasselbe gilt für Duschen. Speziell der Kopf des Kindes ist sehr empfindlich, und schnell hat sich ein instabiles Kind durch nasse Haare den Kopf verkühlt. Haare können ohne weiteres mal zwei Wochen oder länger ungewaschen bleiben.

Wenn Sie das Kind baden, bleiben Sie unbedingt dabei und verwechseln Sie Baden nicht mit fröhlicher Planscherei – es genügt, wenn Ihr Kind etwa zehn Minuten in der Badewanne liegt und liebevoll mit einem Schwamm umspült wird. Reichern Sie das Bad mit einem angenehmen Duft an, verwenden Sie aber nicht zu viele künstliche Badezusätze. Heilsam und entspannend ist ein Molke-Bad, aber auch Kamille, Lavendel oder Totes-Meer-Salz kann Ihrem Kind sehr gut tun. Nach überstandener Krankheit entsorgen Sie bitte die alte Zahnbürste Ihres Kindes, auch wenn sie relativ neu war. Die alten Krankheitskeime können Sie jetzt nicht mehr gebrauchen.

Ebenso symbolisch, wie ich das Bett des Kindes neu beziehe, wenn die Krankheit vorbei ist, bekommt das Kind einen neuen Schlafanzug. Vielleicht darf es auch noch einmal baden und – wenn es sich wirklich gut erholt hat, die Haare waschen. Manche Kinder werden gern nach dem Bad eingeölt. Naturreine Öle wie Mandel- oder Calendula-Öl sind gut für die Haut und riechen angenehm. Außerdem wärmen sie schön beim Einmassieren. Probieren Sie es einmal aus!

Schlafe ein, mein Kindelein,
morgen lachst du wieder,
ist auch deine Stirn noch heiß
von dem hohen Fieber.
Schlafe lange, träume süß,
ich gebe auf dich Acht
und halte deine heiße Hand
die ganze lange Nacht.

Umgang mit Medikamenten und Ärzten

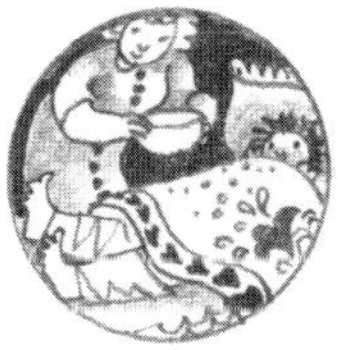

Hohes Fieber begleitet fast jede Kinderkrankheit. Fieber ist prinzipiell gut und sollte nicht sofort wieder künstlich unterdrückt werden! Ratsam wäre es, wenn Sie feste Regeln haben, ab welcher Grenze Ihr Kind im Bett bleiben soll, beispielsweise bei 38,5°C. Die meisten Kinder ziehen es instinktiv vor, bei Fieber im Bett oder auf der Couch zu liegen, anstatt herumzutollen.

Fieber stärkt das Immunsystem und ist notwendig, um Krankheitserreger im Körper zu »verbrennen«, also Schadstoffe durch den gesteigerten Stoffwechsel schneller auszuscheiden. Gefährlich wird es nur in Ausnahmefällen, wenn das Fieber sehr schnell ansteigt, über mehrere Tage hinweg sehr hoch ist, das Kind sich gar nicht erholt, vielleicht sogar einen Fieberkrampf bekommt oder schlecht trinkt. Beobachten Sie Ihr Kind genau, dann wissen Sie bald, ob es auch sehr hohes Fieber gut verkraftet oder aber bei 39°C schon halluziniert. Manche Kinder reagieren schnell mit hohem Fieber auf eine Krankheit, sind aber auch ebenso schnell wieder fieberfrei, während andere einen regelrechten »Anlauf« brauchen, um ihre Temperatur ein wenig ansteigen zu lassen. Bei Kleinkindern steigt das Fieber schnell auf 40°C.

Eine Maßnahme könnte dann sein, dem gut eingepackten Kind Wadenwickel zu machen, damit das Fieber ein halbes bis ein Grad sinkt. Aber Vorsicht: Wadenwickel dürfen nur gemacht werden, wenn das Kind warme Füße hat, nie bei kalten Füßen! Wenn Sie sich mehr nach den Regeln der klassischen Homöopathie richten, sollten Sie dem Kind eher Einläufe machen. Wie auch immer Sie entscheiden, tun Sie das, womit Sie sich wohl fühlen und was Sie sich selbst und dem Kind gegenüber am besten vertreten können. Es gibt viele Alternativen zu Fieber senkenden Zäpfchen, die oft zu schnell verabreicht werden.

Es kommt auf das Alter des Kindes und auf die entsprechende Krankheit an, ob Schwitzen erwünscht ist, dann kann zum Beispiel Lindenblütentee gegeben werden. Erkundigen Sie sich und handeln Sie dann entsprechend. Auf jeden Fall möchte ich Ihnen Mut machen, das Fieber mit Ihrem Kind auszuhalten und nicht sofort Gegenmaßnahmen zu ergreifen. Wird das Fieber unterdrückt, dauert die Krankheit meist länger und hat am Ende noch unangenehme Begleiterscheinungen.

Welche Medizin für Ihr Kind richtig ist, sollte der behandelnde Arzt oder Heilpraktiker entscheiden. Oft müssen jedoch die Eltern Maßnahmen ergreifen, denn Kinder werden nicht nur wochentags krank. Wenn Sie sich Grundkenntnisse über homöopathische Heilmittel erworben haben, können Sie Ihrem Kind schon gut helfen. Auch auf Bachblüten reagieren Kinder sehr gut, ich empfehle Ihnen jedoch, mit Bachblüten erst einmal bei sich selbst anzufangen, ehe Sie das Kind damit behandeln.

Auch mit Wickeln oder Massagen können viele beginnende Krankheiten gelindert werden. Es lohnt sich also auf alle Fälle, wenn Sie sich über alternative Heilmethoden informieren und sich eine, die Ihnen sympathisch ist, aneignen. Empfehlenswert ist es, zu einem Kinderarzt zu gehen, der das Kind ebenfalls eher auf »sanfte« Weise heilt, ohne gleich zur Chemie oder zum Antibiotikum zu greifen. Dann brauchen Sie nicht über die Behandlungsmethode zu streiten und haben einen Verbündeten auf Ihrem Weg.

Ihrem Kind zeigen Sie durch besonnenes, ruhiges Handeln, dass es wichtig ist, selbst Verantwortung zu übernehmen und diese nicht auf eine Autoritätsperson abzuschieben. Nicht der Arzt oder die Medikamente machen schließlich gesund, sondern das Kind heilt sich selbst – wir dürfen ihm dabei nur ein wenig helfen.

Warum ein fester Rhythmus gut ist

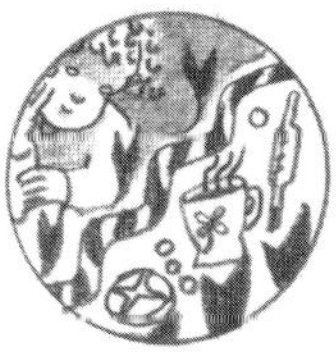

Bei aller Liebe zu Ihrem Kind, lassen Sie sich nicht von Ihren Gefühlen überrollen. Manche Eltern glauben nämlich, sie seien »schuld« an der Krankheit Ihres Kindes und müssten diese unbedingt schnell wegmachen. Abgesehen davon, dass Sie sich völlig überschätzen und eine untragbare Last aufbürden, helfen Sie Ihrem Kind dadurch nicht. Weder kann das Kind Ihnen Absolution erteilen noch mit Ihrem schlechten Gewissen etwas anfangen. Auch wenn Sie das kranke Kind mit Geschenken und Leckereien überschütten, wird es davon nicht gesund und kann sich wahrscheinlich nicht einmal darüber freuen. Viel notwendiger braucht es liebevolle Zuwendung, die sich in Worten, Gesten und Handlungen ausdrückt, sowie konsequente Pflege.

Dazu gehört vor allem ein fester Rhythmus. Das bedeutet nicht, Sie sollen Ihr Kind morgens um acht Uhr wecken, wenn es endlich nach einer durchwachten Nacht ein paar Stunden geschlafen hat. Rhythmus ist nichts Starres, sondern etwas Bewegtes. Ein gewisser übergeordneter Rhythmus sollte die Krankheit daher begleiten, damit Ihr Kind innere Sicherheit durch die vertrauten Abläufe bekommt. Zum Beispiel morgens ein bisschen waschen, Fieber messen, Tee trinken, Medizin einnehmen, frühstücken ... Nicht aber unwillkürlich Fieber messen, bis zu zwanzigmal am Tag, weil man dem Thermometer nicht traut oder hofft, das Fieber sei endlich gefallen.

Überprüfen Sie Ihre Beweggründe! Auch, wenn Sie sich bei manchen Handlungen nicht sicher sind, sollten Sie dem Kind gegenüber unbedingt Konsequenz zeigen. Unsicherheit versteht es noch viel weniger als einen Kamillentee zu viel.

Rituale verleihen Ihrem Kind Sicherheit und geben ihm eine Hülle, in die es sich vertrauensvoll fallen lassen kann. Für das Gesundwerden ist das äußerst wichtig! Für die meisten Erwachsenen ist ein fester Tagesablauf eher langweilig und sie sehnen sich danach, auszubrechen und etwas ganz anderes zu machen. Wir Menschen sind jedoch weitgehend darauf angelegt, einen gewissen Rhythmus einzuhalten – Frauen noch mehr als Männer, allein schon durch die monatliche »Regel«.

Denken Sie einmal an die »Organuhr«: Jedes Organ hat eine bestimmte Zeit, zu der es am aktivsten ist, und eine Zeit, zu der es eher passiv ist. Wenn wir uns nach diesen Zeiten richten, fühlen wir uns in unserem Körper am wohlsten, handeln wir dagegen, geht es uns nicht gut. Auf eine mitternächtliche Mahlzeit beispielsweise reagiert der Magen »sauer«, wir schlafen schlecht und leiden eigentlich noch am nächsten Morgen darunter. Schränken wir jedoch die Nahrungsaufnahme nach achtzehn Uhr abends ein, bekommt uns dies gut; unser Magen, unser Darm und letztendlich der Kreislauf danken es uns durch ihre gute Funktion.

Insofern hat Rhythmus für das Kind eine ganz spezielle Bedeutung: Einmal lernt es, seinen Körper in gesunder Weise zu »bewohnen«, seine Organe können relativ unbelastet heranwachsen, zum anderen findet das Kind in einer großen Welt, deren Zusammenhänge es noch gar nicht versteht, regelmäßige Punkte, an denen es sich orientieren kann. Wenn ein Kind heute so, morgen anders leben muss, mit ständig wechselnden Betreuungspersonen, unregelmäßigen Essens- und Schlafenszeiten, wird es kein spontaner, lebensfroher Mensch, sondern eine instabile, unkonzentrierte, ängstliche Persönlichkeit.

Natürlich hat jede Krankheit eigene Notwendigkeiten, denen Patient und Pfleger sich unterwerfen müssen, zum Beispiel nächtliche Hustenanfälle. Relativ schnell hat man jedoch die Notwendigkeiten erkannt und kann eigene kleine Rituale einführen, die sowohl dem Kind als auch Ihnen helfen und beiden eine gewisse Sicherheit geben. Wenn meine Tochter sich übergeben muss, gibt es beispielsweise ein ganz bestimmtes Töpfchen, das ich ihr dann gebe. Sie darf es selbst halten und ich stütze ihr Köpfchen. Dadurch, dass wir beide diesen Ablauf kennen, hat sie keinerlei Angst vor dem Geschehen, im Gegenteil verlangt sie von selbst bei Bedarf nach ihrem »Brechtöpfchen«.

Rund um das Krankheitsgeschehen herum sollten Sie jedoch weiterhin Ihren gewohnten Rhythmus beibehalten, vor allem auch für die Geschwisterkinder. Das kranke Kind kann, soweit möglich, darin eingebunden werden oder einfach nur beobachtend wissen, das Leben geht weiter und es selbst wird wieder Teil davon, sobald es gesund ist.

Das Kind in der Krankheit wahrnehmen

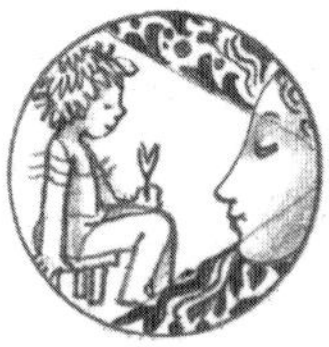

Ein Tagebuch führen, in das Sie den Krankheitsverlauf und das Verhalten Ihres Kindes aufschreiben können, lohnt sich auf alle Fälle. Ein solches Tagebuch sollte unbedingt folgende Punkte beinhalten:

- Wie verhielt sich das Kind, bevor die Krankheit ausbrach?
- Wie äußerte sich die Krankheit zuerst?
- Welchen Verlauf nahm sie?
- Wie reagierte das Kind darauf?
- Welche Medikamente hat es eingenommen?
- Welche Symptome zeigte es als Reaktion?
- Wie lange war das Kind krank?
- Hat es sich nach der Krankheit verändert?

Solche Fragen, die Sie sich auch während der Krankheit stellen können, erleichtern die Diagnose und helfen, das richtige Heilmittel für Ihr Kind zu finden. Gerade die Homöopathie basiert darauf, dass der Patient genau beobachtet wird. Dann erst kann das richtige Mittel gegen die Beschwerden gefunden werden.

Ich möchte Ihnen außerdem eine Stille-Übung empfehlen, die Sie auch machen können, wenn Ihr Kind gesund ist: Setzen Sie sich bequem hin, schließen Sie die Augen und konzentrieren Sie sich einen Moment auf Ihre Atmung. Lassen Sie nun vor Ihrem inneren Auge Ihr Kind erscheinen und betrachten Sie es, wie Sie ein Bild betrachten würden. Versuchen Sie, dabei objektiv zu bleiben, und bewerten Sie das Kind nicht. Lassen Sie es einfach auf sich wirken und beobachten

Sie, wie es geht, wie es sich bewegt, wie es spricht, schauen Sie seine Gesichtsfarbe an und blicken Sie in seine Augen. Schließlich lächeln Sie ihm innerlich zu und beenden Sie die Übung. Atmen Sie tief durch und öffnen Sie wieder die Augen.

Indem Sie diese Übung regelmäßig machen, schärfen Sie Ihre Beobachtungsgabe. Allmählich lernen Sie, Ihr Kind anders wahrzunehmen, und Sie erkennen eine Krankheit bereits im Vorfeld, wenn sie sich gerade anbahnt. Wichtig ist dabei, genau hinzusehen und alles einfach auf sich wirken zu lassen.

Wenn Sie dies einige Male geübt haben, könnten Sie weitermachen und den Tag auf sich wirken lassen. Schauen Sie sich die einzelnen Episoden des Tages noch einmal an, wie einen Film, und fragen Sie sich:

- Was war wesentlich, was war unwesentlich?
- Was hat mir besonders gut getan?
- Wenn ich einen Fehler gemacht habe, wie hätte er vermieden werden können?
- Was könnte, aus den Erfahrungen dieses Tages heraus, morgen meine Aufgabe sein?

Auf das Kind bezogen, können Sie sich fragen:

- Was braucht mein Kind gerade?
- In welcher Phase seiner Entwicklung befindet es sich?
- Weshalb könnte es krank geworden sein?
- Was bedeutet die Krankheit für uns gemeinsam?

Erwarten Sie keine direkten Antworten, während Sie die Übungen machen, die etwa fünf bis zehn Minuten dauern sollten. Die Antworten kommen überraschend, unvermittelt, beim Zähneputzen, beim Aufwachen, beim Teekochen. Meistens sind sie anders, als wir sie erwartet hätten. Dann sollten wir sie trotzdem annehmen und versuchen, offen zu sein für die Hinweise, die sie uns geben.

Leben ist Veränderung, und nicht immer ist Leben so, wie wir es uns vorgestellt haben.

Wenn es dem Kind wieder besser geht

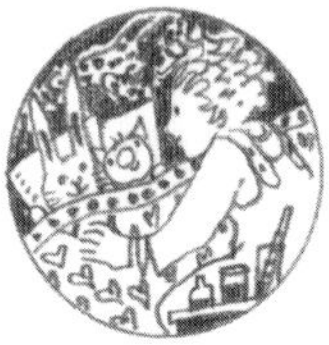

Auf dem Weg der Besserung benötigt das Kind immer noch lange Ihre Begleitung und Unterstützung. »Lass mir Zeit!«, lautet die unausgesprochene Aufforderung des Kindes in dieser Phase der Rekonvaleszenz. Unterschätzen Sie nicht die wichtige Bedeutung dieser Erholungs- und Wiederherstellungszeit. In diesem Zeitraum der Stabilisierung kann sich das Kind von der überstandenen Krankheit erholen. Anstrengungen sollten unbedingt noch fern gehalten werden, bis es dem Kind sichtlich wieder gut geht. Es ist immer noch geschwächt und anfällig. Beobachten Sie das Kind weiterhin genau, denn gerade jetzt kann es zu Rückfällen kommen, die Komplikationen mit sich bringen. Als Faustregel gilt: Die Zeit der Rekonvaleszenz sollte etwa genauso lang sein wie die Phase der Krankheit.

Geben Sie dem Kind also mindestens zehn Tage nach einer vierzehntägigen Krankheit, bevor Sie es wieder in den Kindergarten oder in die Schule schicken. Steigern Sie nach und nach die täglichen Aktivitäten, machen Sie kleine Spaziergänge zunächst, dann längere, gehen Sie auch mal eine halbe Stunde auf den Spielplatz. Wenn Ihr Kind Mittagsschlaf macht, behalten Sie diesen so lange wie möglich bei. Die meisten Kinder schlafen sich gesund. Vergessen Sie nicht: Ihr

Kind war während seiner Krankheit lange allein. Wenn es sofort wieder unter viele Kinder kommt oder Sie es zum Stadtbummel mitnehmen, prallen zu schnell zu viele Eindrücke auf es ein, die es noch gar nicht verarbeiten kann. Der Wechsel vom Alleinsein zur Konfrontation mit der Außenwelt sollte allmählich und sanft geschehen, nicht zu plötzlich.

Während ich dies schreibe, höre ich den Aufschrei allein erziehender Mütter oder Väter und derjenigen unter Ihnen, die regelmäßig arbeiten: »Wie soll das denn gehen?« Natürlich ist ein fast gesundes, vor Lebensfreude überschäumendes Kind schwer zu Hause zu halten oder zu beschäftigen und geht auch einer sich langsam regenerierenden Mutter, die »nur« den Haushalt macht, schnell »auf die Nerven«.

Ich möchte Ihnen Mut machen, nach Lösungen zu suchen, denn die gibt es. Vielleicht kann eine Oma, eine Tante oder eine nette Nachbarin einspringen und das Kind eine Zeit lang betreuen. Vielleicht können Sie einen Teil Ihres Urlaubs nehmen und sich einmal ganz dem Kind widmen. Vielleicht wechseln Sie sich mit einer anderen Mutter oder dem Ehepartner ab. Vielleicht fällt Ihnen noch etwas ganz anderes ein. Ihr Kind wird es Ihnen danken und mit Sicherheit nicht so schnell wieder krank werden, wenn es sich völlig regenerieren darf.

Eine Krankheit ist im Allgemeinen nicht vorbei, nur weil die offensichtlichen Symptome abgeklungen sind. Nehmen Sie allmählich Ihren gewohnten Rhythmus wieder auf, geben Sie dem Kind stärkende Kost wie Hühnerbrühe oder Haferflocken, machen Sie wenig Termine und Besuche in Maßen.

Diese Zeit der Rekonvaleszenz ist besonders gut geeignet, um die Krankheit noch einmal gemeinsam zu betrachten, das Kind zu fragen, was ihm Angst gemacht hat, was ihm gut gefiel, was es gestört hat. In dieser Phase bewährt sich dieses Gesundwerdebuch noch einmal: Mit seiner Hilfe kann das Kind den Verlauf der Krankheit innerlich nachvollziehen und besser verarbeiten.

Vielleicht mag es das eine oder andere auch noch einmal nachspielen. Wundern Sie sich nicht, wenn auf einmal alle Puppen und Stofftiere im Kinderzimmer krank sind! Ermutigen Sie Ihr Kind ruhig dazu und malen Sie vielleicht mit ihm ein Bild. Auch Kneten mit Bienenwachsknete ist ein heilsamer Prozess: Das Kind muss die Knete langsam in seinen Händen erwärmen, ehe es sie formen kann. Dadurch wird der gesamte Organismus »erwärmt« und die Selbstheilungskräfte werden angeregt. Basteln Sie mit Ihrem Kind, schauen Sie sich gemeinsam ein Bilderbuch an, singen Sie zusammen, machen Sie einfache, kleine Spiele. Genießen Sie diese Phase des Zusammenseins. Seien Sie jedoch zurückhaltend mit äußerlichen Reizen, denn die Sinne des Kindes ähneln immer noch ganz feinen Schmetterlingsfühlern, die sehr empfindsam sind.

Wenn Ihr Kind unbedingt wieder in den Kindergarten oder die Schule gehen will, seien Sie konsequent! Sie müssen wissen, was Sie wollen, und Ihr Kind muss dies akzeptieren. Wie im täglichen Zusammensein müssen Sie auch hier unbedingt Grenzen ziehen, weil Sie wissen, was gut für Ihr Kind ist.

Oft haben Eltern Angst, ihr Kind könnte zu viel in der Schule verpassen, besonders, wenn das Kind sowieso etwas langsam ist. Sprechen Sie mit dem Lehrer und bitten Sie um Hilfe. Bestimmt können Sie zusammen einiges zu Hause nachholen. Mit Sicherheit findet sich auch ein Schulkamerad, der Hausaufgaben vorbeibringt und mal etwas erklärt. Seien Sie erfinderisch und finden Sie Wege, den Lernausfall Ihres Kindes so gering wie möglich zu halten. Verlassen Sie sich darauf, dass ein gesundes Kind in der Schule besser mitkommt als ein nur fast gesundes!

Und wie geht es Ihnen?

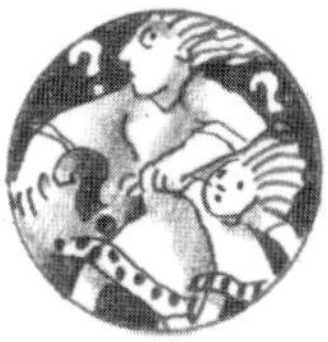

Stärken Sie Ihre Gesundheit! Meist sind Mütter der Rettungsanker, wenn ringsherum alle krank sind. Wer sollte sich sonst um die Familie kümmern? Je mehr Sie sich Kraftquellen schaffen und Ihre Tage, Wochen und Monate gut organisieren, umso ruhiger und entspannter können Sie Krankheitsphasen Ihres Kindes entgegensehen. Überprüfen Sie sich deshalb selbst:

- ❍ Muten Sie sich zu viel zu?
- ❍ Wie belastbar sind Sie?
- ❍ Wie könnten Sie sich entlasten?
- ❍ Haben Sie genug Schlaf?
- ❍ Bewegen Sie sich ausreichend?
- ❍ Ernähren Sie sich gesund?
- ❍ Welche Kraftquellen haben Sie?
- ❍ Sind Ihre Tage völlig verplant oder gibt es für Sie auch Zeit zum Erholen?
- ❍ Gestalten Sie Ihren Tag sinnvoll?
- ❍ Genießen Sie Ihre Familie?
- ❍ Wenn Sie etwas in Ihrem Leben ändern wollen, wie könnten Sie es tun?
- ❍ Und: Bestimmt gibt es vieles, wofür Sie dankbar sein können. Sind Sie es auch?

Gehen Sie einmal in sich und schauen Sie, wie es mit Ihrer Geduld aussieht. Ungeduld, Eile und Hetze bringen uns nicht weiter, auch wenn es im ersten Moment so aussieht. Versuchen Sie stattdessen,

Übersicht zu bewahren. Lassen Sie bewusst etwas liegen und lernen Sie, das Wichtige vom Unwichtigen zu unterscheiden. Indem Sie sich in innerer Ruhe und Gelassenheit üben, lernen Sie, für unerwartete Ereignisse gerüstet zu sein und richtig zu reagieren. Außerdem entwickeln Sie nur so ein inneres Organ für die »Herzensstimme« Ihres Kindes, Sie können besser zuhören und das Kind ganz anders wahrnehmen. Zeit ist ein völlig diffuser Begriff für ein Kind, denn das Kind hat alle Zeit der Welt. Wächst es aber auf mit ständigem Zeitdruck und den Worten: »Wir haben keine Zeit, wir kommen zu spät!«, wie arm muss sich so ein Kind fühlen, wie sehr steht es unter Druck und weiß eigentlich gar nicht, warum. Es obliegt uns als den Erziehern unserer Kinder, dafür zu sorgen, dass wir mit Zeit gut umgehen. Dann können wir unseren Tag in Ruhe leben und das Kind wächst in einer positiven Atmosphäre auf.

Fragen Sie sich auch, ob Sie mit Ihrem Kind lachen können. Haben Sie Spaß miteinander oder ist alles nur eine Last, ein täglicher Kampf? Bewegen Sie sich nur in eingefahrenen Linien oder sind Sie noch flexibel und spontan? Wie halten Sie es mit dem Rhythmus?

Je gesünder Sie Ihr Leben und das Ihrer Kinder einteilen, desto mehr stärken Sie Ihr Kind an Körper, Geist und Seele.

Haben Sie Vertrauen

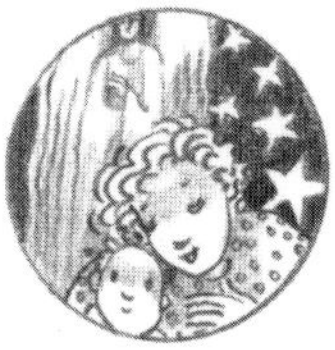

Engel bewachen den Schlaf, insbesondere kleiner Kinder, so heißt es. Jede Krankheit hat ihren eigenen, oft wenig vorhersehbaren Verlauf. Jedes Kind bringt noch etwas Eigenes mit, sodass es sich in einer Weise verhalten kann, die wir ebenso wenig voraussagen können. So müssen wir also mit vielen Unsicherheitsfaktoren arbeiten und wissen doch nicht, wie und wann unser Kind gesund wird, selbst wenn wir alles scheinbar »richtig« machen, die passenden Heilmittel haben und von einem guten Arzt unterstützt werden.

Haben Sie keine Angst! Lernen Sie stattdessen, Vertrauen zu entwickeln zu den unsichtbaren Kräften, die uns Tag für Tag begleiten und beschützen. Wenn Sie an etwas glauben, erzählen Sie Ihrem Kind davon. Kinder sind nicht nur empfänglich für Religion, es ist dem Kind sozusagen ein Urbedürfnis zu glauben. Schließlich sind Kinder noch in ganz anderer Weise an die Quelle des Seins »angeschlossen«, und »Rückbindung« bedeutet »religio«. Selbst wenn es Ihnen in der heutigen Zeit schwer fällt, an höhere Mächte zu glauben, die uns leiten und führen und vielleicht das ein oder andere kleine Wunder geschehen lassen, so tut es Ihrem Kind doch sehr gut zu wissen, dass nicht nur Sie als Eltern, sondern noch andere Wesen es beschützen und seinen Schlaf bewachen. Zusammen können Sie abends ein kleines Gebet sprechen mit der Bitte um baldiges Gesundwerden. Auch hilft es dem Kind sehr zu hören, dass sein Schutzengel immer bei ihm ist und auf es aufpasst. Viele kleine Kinder sehen ihren Schutzengel sogar, reden mit ihm und haben ganz selbstverständlich Kontakt zu ihm. Vielleicht reden Sie von Gott, vielleicht haben Sie einen ganz eigenen Namen für diese Kräfte.

Oft haben wir in Grenzsituationen das Gefühl, ganz unerwartet wird uns etwas geschenkt, etwas passiert, womit wir gar nicht zu rechnen gewagt hätten. Vielleicht hat unser Engel uns dann einen kleinen Schubs in die richtige Richtung gegeben?

Während einer Krankheit, in einer so genannten Zwischen-Zeit, haben Sie und Ihr Kind die Chance, solche Helfer zu erspüren. Das kann eine wunderbare Erfahrung sein, die Sie beide ungemein bereichert. Vielleicht gelingt es Ihnen, sich dieser anderen Welt ein wenig zu öffnen. Kindern fällt das ohnehin meist viel, viel leichter und es beruhigt sie sehr zu wissen, dass jemand da ist, der sie durch die schwere Zeit hindurch »trägt«.

In diesem Sinne wünsche ich Ihnen alles Gute, viele wunderschöne Erlebnisse, viel Kraft und eine reiche Zeit.

Schutzengel mein, behüt mich fein,
Tag und Nacht, früh und spät,
bis meine Seele zum Himmel eingeht.
Schutzengel mein, behüt mich fein.

Anregungen zum Vorlesen

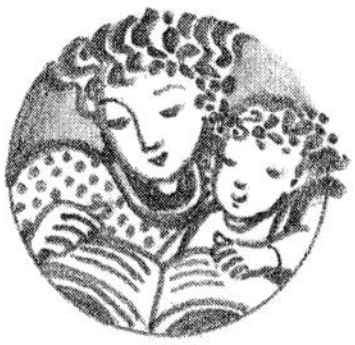

An dieser Stelle beginnt der zweite Teil des Buches. Die folgenden sechzehn Geschichten stellen Stationen im Verlauf einer Krankheit dar. Meine »Heldin« Ann-Kathrin, die Identifikationsfigur für Ihr Kind, durchlebt die Höhen und Tiefen einer Kinderkrankheit. Dabei gibt es unterschiedliche Phasen: das ermüdende und langweilige Kranksein, kleine und große Krisen, den »Höhepunkt« der Krankheit, der im Fieber gipfelt, und nach dem Überwinden dieser Schwelle das ganz allmähliche Sammeln der Kräfte bis hin zum endgültigen Gesundwerden.

Die kurzen Geschichten sind bewusst eingebettet in entspannende, heilsame Suggestionen aus dem Autogenen Training und sollen dem Kind ein Wärmegefühl vermitteln. Denn aus Wärme entsteht Heilung: Eine Blockade löst sich, die Dinge kommen wieder in Bewegung, ins Fließen, zum Weiten und Ausdehnen. Wärme steht auch für »Wohlfühlen«, warme Gefühle zu anderen Menschen, uns wird »warm ums Herz«. Das Kind soll gar nicht das Gefühl haben, etwas tun zu müssen: Es hört nur zu und das angenehm warme Gefühl entsteht wie von selbst, es fühlt sich entspannt durch das Zuhören. Abgesehen von der Entspannung bekommt das Kind durch die Geschichten auch Anregungen, kleinen Dingen in seinem Zimmer mehr Aufmerksamkeit zu widmen, vielleicht den Vorhang mit ganz anderen Augen zu betrachten oder die Bettdecke noch einmal intensiv anzuschauen auf der Suche nach kleinen Zwergen ...

Sie können, müssen aber nicht unbedingt die Reihenfolge der Geschichten einhalten. Zum Kennenlernen empfiehlt es sich, eine Geschichte, vor allem die erste, mehrmals zu wiederholen, ehe Sie an die nächste gehen. Je nach Zustand des Kindes können Sie diese dann ein- bis dreimal am Tag vorlesen. Lassen Sie dem Kind aber auch Ruhe, den Inhalt des Geschehens wirken zu lassen. Leidet Ihr Kind an akuten Symptomen, würde ich Ihnen empfehlen, die entsprechende Geschichte vorzuziehen, beispielsweise nach überstandenem Fieber gleich zum *Fieberteufelchen* zu gehen oder bei Erkältungskrankheiten *Elfe und Nachtfalter* zu lesen. *Ein Engel* markiert die Überwindung einer Krise, kann auch Hoffnung und Vertrauen wiederbringen. *Beim Weisen Mann* könnten Sie lesen, wenn Ihr Kind sich so gar nicht auf die Krankheit einlassen will. Dann weisen Sie es auf die Zweifel hin, die Nichtse und die Furcht.

Dosieren Sie sparsam, wenn Ihr Kind sich im Anfangsstadium einer Krankheit befindet. Dann sollten Sie gut abspüren, was und wie viel es verkraftet, vielleicht zur Entspannung *Ein Regenbogen* mit ihm lesen. Nach überstandener Krise, wenn sich Ihr Kind nicht mehr akut mit den Vorgängen im Körper beschäftigt, ist es empfänglicher für die tägliche Routine einer oder zweier Geschichten aus dem Buch.

Machen Sie sich erst mit dem Inhalt einer Geschichte vertraut, ehe Sie diese tatsächlich vorlesen. Spüren Sie ab, ob das Kind beispielsweise in *Kampf dem Drachen* Angst vor dem Drachen hätte, wenn dieser die Heldin Ann-Kathrin bedroht ... Unterschätzen Sie Ihr Kind jedoch nicht: Kleine Angsthasen werden nach einer Krankheit oft sehr mutig und die Geschichten dienen auch der bildhaften Auseinandersetzung mit den Kräften, die krank machen. Der Kampf und der Sieg über den Drachen können ungemein befriedigend auf das Kind wirken!

Ich möchte es weitgehend Ihrem Einfühlungsvermögen und Ihrer Phantasie überlassen, wann Sie welche Geschichte lesen. Vielleicht äußert Ihr Kind ein Bedürfnis oder einen Wunsch, mag besonders gern Delphine, dann könnten Sie Ann-Kathrins Besuch bei den Meeressäugern lesen. *Bei Frau Holle* eignet sich z.B., wenn das Kind einen Hustensaft oder Tee trinken soll, den es nicht mag. *Kalte Füße* und *Trommeltanz* können Wunder wirken, wenn Sie den Eindruck haben, die Krankheit ist ins Stocken geraten, es gibt keinen rechten Fortschritt. Dagegen unterstützen *Kleine Tierchen* und *Die Schlangenkönigin* den Heilungs- und Verwandlungsprozess. Auch die *Sternenreise* kann Ihrem Kind auf bildhafte Weise verdeutlichen, wie es selbst – vielleicht in seinen Träumen – mithilft, sich wieder gesund zu machen.

Schließlich ist dies eine positive »Nebenwirkung« der Geschichten: Sie regen das Kind an, sich kreativ mit seiner Krankheit zu beschäftigen und seine Selbstheilungskräfte zu aktivieren. Aber bitte stellen Sie dies beim Vorlesen nicht in den Vordergrund und haben Sie nach Möglichkeit auch keine Erwartungen an Ihren kleinen Patienten. Nehmen Sie die Geschichten als kleines Geschenk, für Ihr Kind und sich selbst, wie *Das Füllhorn*, das Ann-Kathrin zum Abschluss bekommt – ganz unerwartet. Beobachten Sie das Kind und nehmen Sie wahr, wie es mit den Inhalten des Buches umgeht. Vielleicht entdecken Sie gemeinsam noch viele andere Möglichkeiten zur Umsetzung.

Auch das gesunde Geschwisterkind können Sie durch das Vorlesen mit in den Prozess des Gesundwerdens einbeziehen: Es hat die Chance, nachvollziehen zu können, was mit dem kranken Kind passiert, wie es sich fühlt. Übrigens: Alle Kinder hören gern Geschichten aus der Kindheit ihrer Eltern. Kramen Sie einmal in Ihrer Erinnerung. Bestimmt fallen Ihnen kleine Episoden ein, vielleicht aus einer Zeit, als Sie selbst krank waren. Solche kleinen Erzählungen machen allen Kindern Spaß!

Noch ein praktischer Hinweis: Nehmen Sie beim Vorlesen Ihre Stimme etwas zurück und lesen Sie nicht zu schnell. Machen Sie kleine Pausen, damit Ihr Kind verschiedene Bilder wirken lassen kann. Haben Sie Freude beim Vorlesen und bleiben Sie in Ihrem Herzen, nicht im Kopf!

Nun hoffe ich, Ihnen genügend Anregungen gegeben zu haben, wie Sie mit den Geschichten umgehen können. Ich wünsche Ihnen, dass Ann-Kathrin und ihre Freunde Ihnen ebenso sehr ans Herz wachsen wie meinen Kindern und mir und dass sie Ihnen und Ihrem Kind viele schöne Momente in Ihr Leben bringen!

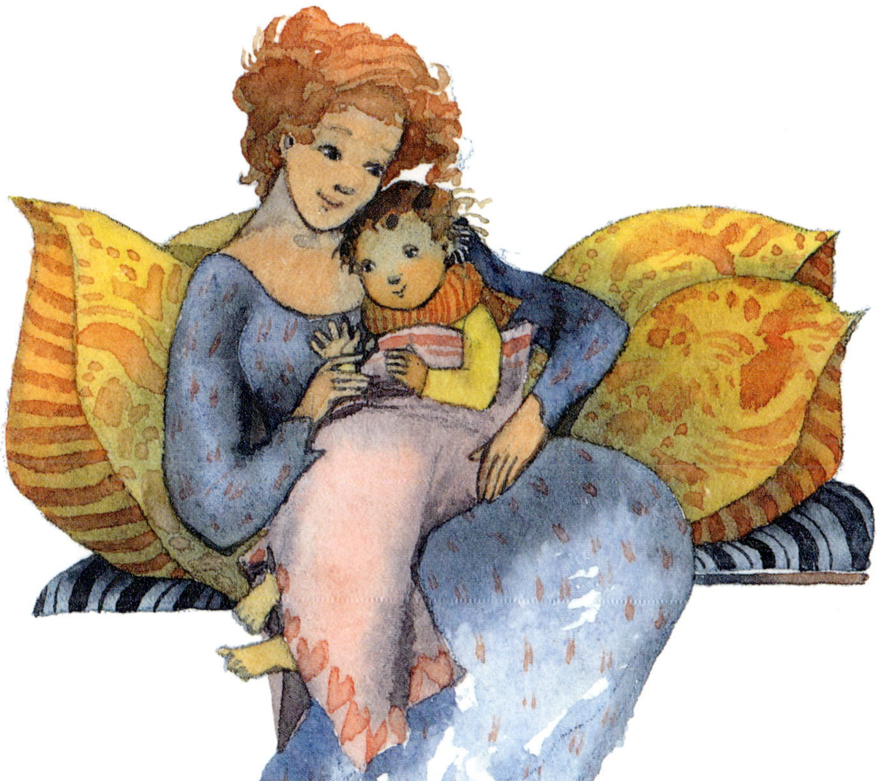

Das Gesicht im Vorhang

Ann-Kathrin ist krank. So krank, dass sie nicht mit den anderen Kindern spielen darf. So krank, dass sie im Bett liegen muss. So krank sogar, dass sie weder fernsehen noch lesen kann. Aber nicht krank genug, um sich nicht zu langweilen.

Ann-Kathrin schaut zum Fenster, das ihre Mutter ein wenig geöffnet hat, damit frische Luft ins Zimmer kommt. Der Vorhang tanzt im Wind. Er plustert sich auf wie ein freches Hühnchen und fällt in sich zusammen wie ein leerer Sack. Huuii, wie der Wind ihn hochhebt, als wäre der Vorhang seine Braut. Ann-Kathrin kichert.

»Was gibt's da zu lachen?«, fragt eine empörte Stimme.

Verwundert reißt Ann-Kathrin die Augen auf.

»Bilde dir bloß nicht ein, ich würde hier nur so herumhängen und nichts mitbekommen. Ich merke ganz genau, dass du mich beobachtest«, sagt die Stimme aus dem Vorhang.

Ann-Kathrin schaut so scharf hin, wie sie nur eben kann – und sieht gar nichts.

»Streng dich nicht an – erstens siehst du mich so erst recht nicht, und zweitens bist du krank!«, tadelt die Stimme.

Ann-Kathrin seufzt und schließt die Augen. Dann blinzelt sie ein wenig und schaut noch einmal hin.

»Schon besser«, sagt die Stimme, »aber du kannst mich erst sehen, wenn du in dich hinein siehst, nicht aus dir heraus.«

Wie soll denn das gehen?, überlegt Ann-Kathrin, doch die Stimme weiß Rat: »Wende deinen Blick nach innen, als wolltest du träumen, und wenn vor deinen Augen alles zu verschwimmen beginnt, versuche nicht, das Bild wieder scharf zu bekommen. Lass dich einfach treiben.«

Ann-Kathrin befolgt diese merkwürdige Anweisung. Das erste Mal klappt es überhaupt nicht, beim zweiten Mal hat sie das Gefühl, als würde ihr schwindlig. Und beim dritten Mal weiß sie endlich, was die Stimme meint.

Auf einmal bekommt der Vorhang Augen, eine Nase und einen Mund, ein richtiges Gesicht, und ein freundliches dazu. Der Mund verzieht sich zu einem Lächeln. »Siehst du, es geht schon ganz gut!«

»Wer bist du denn?«, flüstert Ann-Kathrin.

Das Gesicht tanzt auf und ab. »Ein Freund.«

»Bist du immer dort im Vorhang oder nur jetzt?«, will Ann-Kathrin wissen.

»Wann immer du willst«, antwortet es.

»Und was machst du da?«

»Ich bin. Ich bin alles: der Sonnenschein, der dich auf der Nase kitzelt, der Mondstrahl, der dir Träume schenkt, der Wind, der deine heiße Stirn kühlt, und der Regen, der dir ein Lied auf der Fensterscheibe trommelt.«

»Dann bist du ein guter Freund«, sagt Ann-Kathrin.

Vor Freude bekommt das Gesicht ganz dicke Backen.

»Erzähle mir von dir«, bittet Ann-Kathrin. »Was siehst du, wenn du aus dem Fenster blickst?«

Das Gesicht dreht sich beiseite, sodass sie es nur noch halb sehen kann. »Ich sehe kleine Schäfchenwolken, die über die Weide springen, der Wind jagt sie dahin. Er kitzelt die Bäume unter den Armen, dass sie mit allen Blättern lachen müssen. Ksch, ksch, rauscht es von der Wiese. Eine Katze schleicht durchs Gras, fängt mit den Pfoten ein Blatt und lässt aufgeregt ihren Schwanz tanzen«, erzählt das Gesicht.

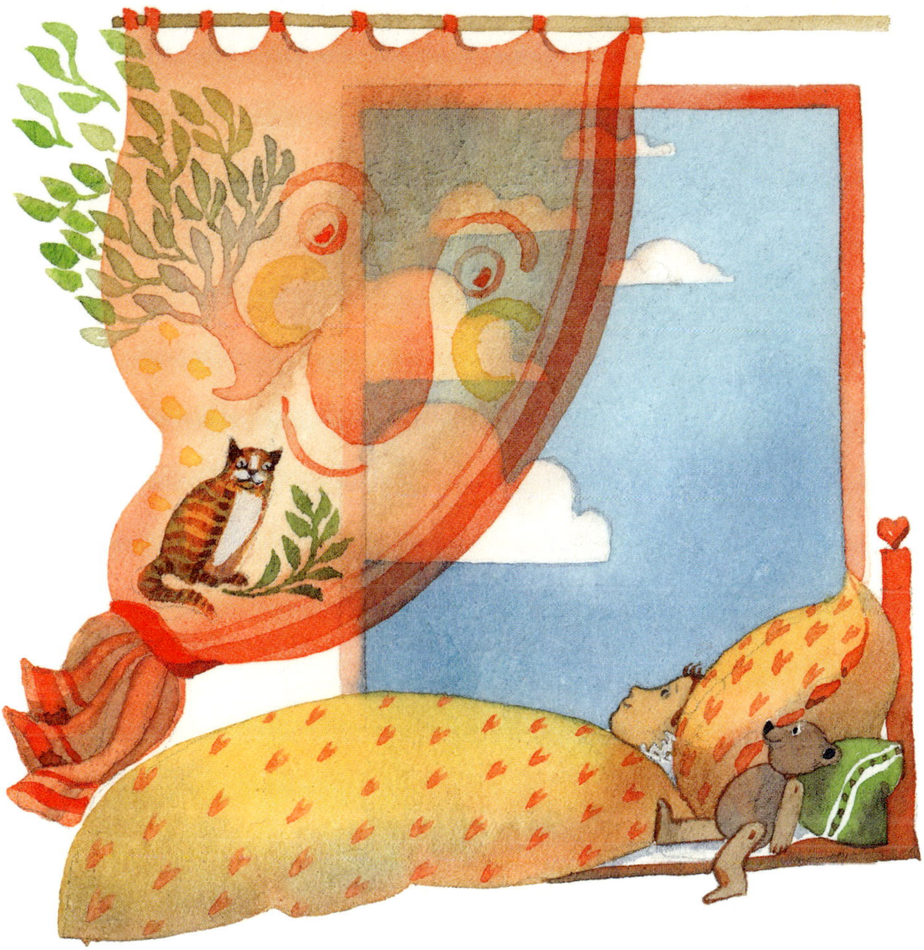

Ann-Kathrin hat immer mehr nach innen geschaut, bis sie glaubt, eine der kleinen Schäfchenwolken zu sein, die am Himmel entlangspringen, schwerelos, ganz leicht, vom Wind getragen wie ein Blatt, das sacht zu Boden fällt. Ganz langsam schwebt es aufs weiche Gras, das so zart ist wie ein Katzenfell, weich und warm. Ann-Kathrin fühlt sich leicht und warm und sie beginnt zu träumen – von Katzen und Blättern und Wolken.

»Schlaf gut, Ann-Kathrin«, sagt das Gesicht.

Hochzeit des Zwergenkönigs

Ann-Kathrin gähnt und streckt sich. Wie lange mag sie geschlafen haben? Ob das Gesicht noch da ist? Sie schaut zum Vorhang und blinzelt. Ihre Augen tun weh und sie kann sie nur halb öffnen, aber sie sieht, wie das Gesicht ganz freundlich zurückblickt. Ann-Kathrin lächelt in sich hinein. Aua! Da juckt etwas an ihrem rechten Knie! Gerade will sie sich kratzen, als sich etwas auf der Bettdecke bewegt. Ein kleiner Schatten huscht in eine Falte und versteckt sich dort.

Ann-Kathrin ist mucksmäuschenstill. Da, schon wieder ein Schatten, der hinter einer Wölbung der Decke hervorlugt. Träumt sie etwa noch? Ein bisschen sieht die Bettdecke aus wie eine Landschaft aus Hügeln und Tälern, findet sie. Über dem rechten Knie könnte eine Höhle sein, ganz dunkel ist es dort und heimelig. Ein kleiner Wildbach rauscht über die Höhle bis zum linken Fuß und am linken Unterschenkel thront ein mächtiger Felsen.

Da taucht erneut ein Schatten auf, wie ein kleines Männlein, das eilig über ihren linken Oberschenkel in Richtung Höhle läuft. Auf einmal bleibt das Männlein stehen, schaut sich erschrocken um und Ann-Kathrin direkt in die halb geöffneten Augen. Beide sehen sich verwundert an.

»Wusst ich's doch: Ich werde beobachtet!«, schimpft das Männlein und niest herzhaft.

»Gesundheit! Das ist mein Bett«, erwidert Ann-Kathrin.

»Schon gut, hast ja Recht. Sonst bist du aber um diese Zeit nie da.«

»Ich bin krank«, erklärt Ann-Kathrin. »Du etwa auch?«

»Nein. Ich bin der Schnupfenzwerg«, sagt das Männlein unwirsch. Es legt die Stirn in Falten und putzt sich umständlich die Nase. »Dann müssen wir dich eben auch einladen«, beschließt es.

»Einladen?« Ann-Kathrin wundert sich.

»Zur Hochzeit natürlich – haptschi! Warte – ich bin gleich wieder da!«, ruft der Zwerg und ist auch schon in der Höhle verschwunden.

Wie um sich zu versichern, dass alles mit rechten Dingen zugeht, schaut Ann-Kathrin zum Vorhang. Ihr neuer Freund hat interessiert gelauscht und alles mitbekommen.

»Du hast Glück«, sagt er. »Der Zwergenkönig feiert Hochzeit. Menschen sind sonst nie zu Gast bei einem solchen Fest.«

Ein bisschen stolz ist Ann-Kathrin schon. Gespannt wartet sie darauf, dass der Schnupfenzwerg zurückkommt. Da ist er auch schon, begleitet von zwei weiteren Zwergen. Einer von ihnen sieht sehr wichtig aus und trägt etwas Leuchtendes, eine Art Orden, an der Jacke. Überhaupt sind die Zwerge fein angezogen: Moosgrün und herbstblattrot sind ihre Hosen, sonnenblumengelb und veilchenblau ihre Jacken. Zipfelmützen tragen sie auch, die leuchten wie die untergehende Sonne. Ann-Kathrin schämt sich fast ein wenig, dass sie nur ihren Schlafanzug anhat.

Da sagt der wichtige Zwerg auch schon: »Sehr feierlich sieht sie ja nicht gerade aus, aber es wird schon gehen.«

»Ich könnte mein Haarband anziehen«, schlägt Ann-Kathrin vor. Es liegt auf dem Nachttisch neben ihrem Bett, bei den Taschentüchern und ihrem Tee.

Der erste Zwerg folgt ihrem Blick. Seine Augen werden ganz groß und er beginnt, mit den beiden anderen zu tuscheln.

Ann-Kathrin wartet. Ob sie jetzt doch nicht zur Hochzeit eingeladen wird?

»Das Haarband steht dir bestimmt sehr gut«, sagt der wichtige Zwerg, »aber du könntest uns einen Gefallen tun.«

Ann-Kathrin sieht ihn aufmerksam an.

»Es ist nämlich so – die zukünftige Zwergenkönigin hat leider nichts Passendes anzuziehen. Vielleicht könntest du uns aushelfen?«

»Wie denn?«

»Eins von diesen hübschen Tüchern würde genügen«, schiebt sich der erste Zwerg nach vorn.

»Ein Taschentuch?«

»Wie auch immer du es nennst. Es hat genau ihre Größe und würde wunderhübsch aussehen!«, meint der Zwerg.

Belustigt gibt ihm Ann-Kathrin ein weißes Taschentuch mit kleinen roten Herzen darauf. Freudestrahlend huschen die Zwerge in ihre Höhle. Ann-Kathrin zieht ihr Haarband an und legt sich erwartungsvoll zurück ins Bett.

»Wenn die Zwerge Hochzeit machen«, erzählt ihr Freund aus dem Vorhang, »dann geht die Sonne ein wenig schneller unter als sonst, damit sie sich noch ein wenig putzen kann, ehe sie das Fest besucht.«

Ann-Kathrin schaut zum Fenster. Tatsächlich – die Sonne ist schon fast untergegangen. Auf einmal hört sie eine leise Melodie, ein feines Klingeln zunächst, dann ein vielstimmiges Summen. Geheimnisvolles Leuchten dringt aus der Höhle. Ann-Kathrins Bauch ist vor Aufregung ganz warm. Nun kommt der erste Zwerg heraus, mit einem feierlichen Gesicht. Er zwinkert Ann-Kathrin zu und geht ganz langsam den Hügel hinunter. Ihm folgen seine Kameraden, zwei und zwei, dann drei und drei, dann immer mehr, bis Ann-Kathrin sie nicht mehr zählen kann. Ihre ganze Bettdecke ist bevölkert von kleinen Zwergen. Und da kommt auch schon das Brautpaar: ein prächtiger Zwergenkönig mit einem langen Bart und eine wunderschöne

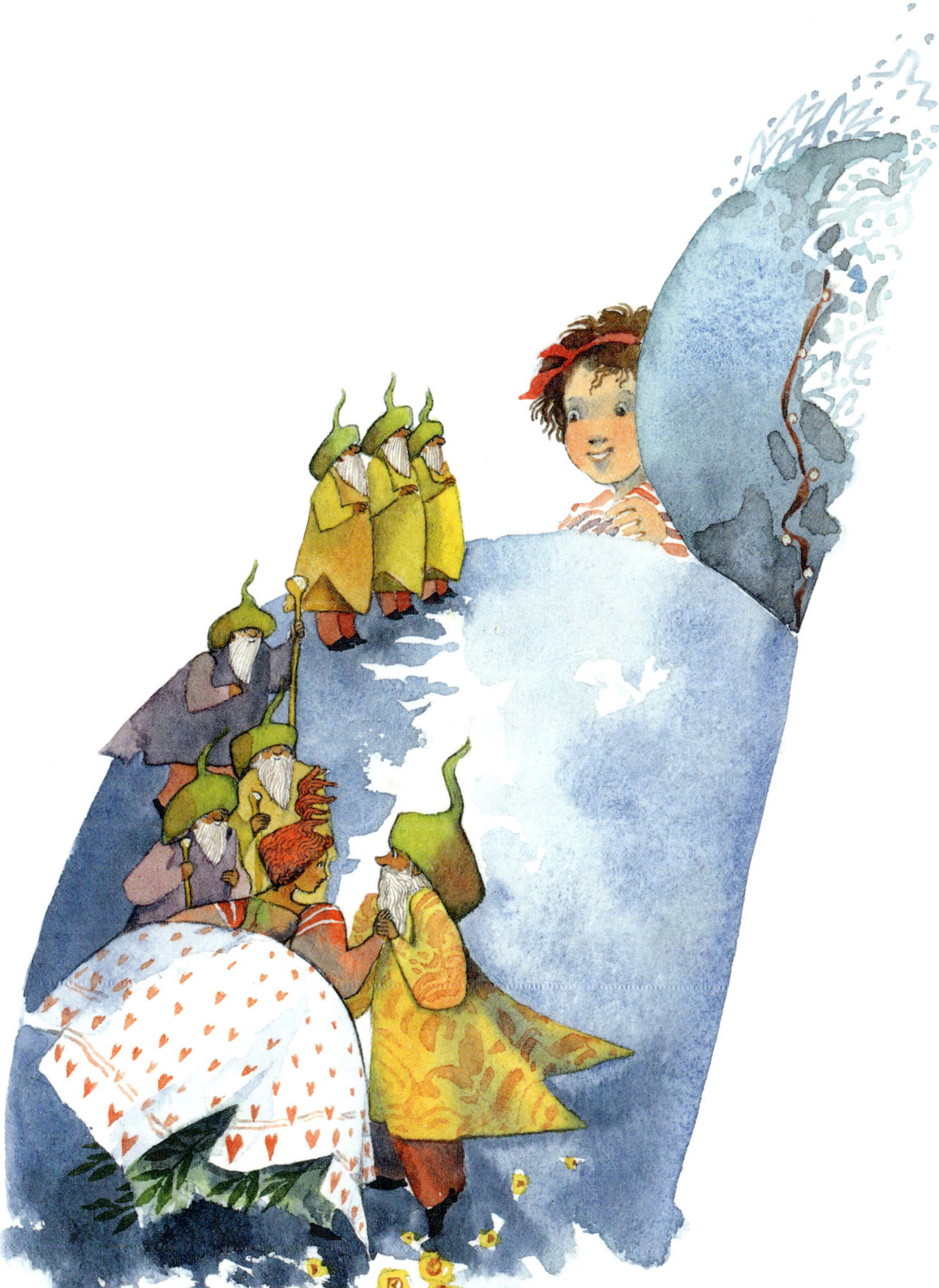

Königin in einem eleganten weißen Kleid mit kleinen roten Herzen darauf. Auf Ann-Kathrins Bauch bleiben sie stehen und verbeugen sich vor ihr. Ihr Bauch wird noch ein bisschen wärmer als vorher und jetzt fühlt sie die Wärme auch in ihrem Herzen.

Dann beginnt das Fest. Die Zwerge tanzen auf und ab auf ihren Füßen, ihren Beinen und ihren Armen. Überall spürt Ann-Kathrin das Kribbeln und Krabbeln, und ganz warm wird ihr dabei. Es leuchtet im Zimmer, obwohl die Sonne schon längst untergegangen ist, und ihr Freund im Vorhang tanzt begeistert mit. Ann-Kathrin schließt die Augen und stellt sich vor, sie wäre so klein wie die Zwerge. Der Zwergenkönig tanzt mit ihr. Im Takt der Musik wirbelt er sie herum, und sie trägt ein weißes Kleid mit kleinen roten Herzen darauf.

Elfe und Nachtfalter

Ha-tschi!«, niest Ann-Kathrin schon zum zigsten Mal an diesem Abend. Ihr Freund im Vorhang macht sich ganz dünn. »Deine Schnupfentropfen fliegen bis hierher!«, beschwert er sich.

»Ich kann nichts dafür – tschi!«, niest Ann-Kathrin. »Es überfällt mich einfach – ha-ha-tschi!«

»Putz dir mal richtig die Nase«, schlägt ihr Freund vor. »Dann kannst du vielleicht auch bald schlafen.«

Ann-Kathrin schneuzt ihr Taschentuch voll und dann noch eins und ein drittes bis zur Hälfte. Endlich ist ihre Nase ein wenig freier. Dafür hat sie jetzt Schleim im Hals und muss husten.

Ihr Freund schüttelt den Kopf. »Immer dasselbe, wenn der Schnupfenzwerg kommt! Du brauchst Hilfe«, entscheidet er und wendet das Gesicht zum Fenster, das einen Spalt offen steht. »Mal sehen, wer da draußen noch herumflattert.«

Ann-Kathrin wird neugierig und vergisst beinahe zu husten. »Wer ist denn so spät noch unterwegs?«, will sie wissen.

»Och, dieser und jener«, gibt ihr Freund ungenau Auskunft.

»Wer?«, bohrt Ann-Kathrin nach.

Ihr Freund legt die Stirn in Falten, als müsse er nachdenken, ob er sie einweihen kann. Dann lächelt er, und Ann-Kathrin weiß, dass sie den Test bestanden hat. »Sternenfeen und Mondkühe zum Beispiel. Aber die verirren sich selten in die Nähe von menschlichen Behausungen. Entweder haben sie ein Stelldichein mit Blumengeistern auf den Bergwiesen, oder sie treffen sich mit ein paar Waldkobolden auf einem Baumwipfel.«

Ann-Kathrin lacht und muss gleich wieder husten. Aber die Vorstellung von einer Mondkuh, die mit einem Waldkobold auf einem Baumwipfel sitzt, ist einfach zu komisch.

Da rauscht es im Vorhang und es glitzert, als ob ein Schwarm kleiner Sternenfunken durchs Fenster rieseln würde. Ann-Kathrin wartet.

Ihr Freund schaut aufmerksam aufs Fensterbrett, aber er sagt kein Wort. Da raschelt es wieder und Ann-Kathrin vernimmt ein Trippeln wie von vielen kleinen Füßchen. Ob vielleicht doch eine Mondkuh bei ihr gelandet ist? Da erspäht sie einen kleinen Kopf mit einem Saugrüssel und zwei Fühlern daran. Eine Schnecke? Nein, eine Art Schmetterling krabbelt über das Fensterbrett. Sein Körper ist dunkelblau und sein Köpfchen bewegt sich sanft auf und ab. Seine Flügel sind lila-karmesin-grün gesprenkelt, mit feinen vibrierenden Härchen am Rand.

»Warte auf mich, Nachtfalter«, sagt eine zarte Stimme. »Mein Fuß steckt fest – jetzt hab ich ihn frei!«

Es kribbelt und krabbelt in Ann-Kathrins Nase, aber sie denkt gar nicht daran zu niesen! Jetzt, wo sie gerade solch aufregenden Besuch hat!

Nun kommt ein kleiner Jemand auf zwei hübschen Beinen über das Fensterbrett spaziert und streichelt den Nachtfalter am Flügel. Es ist ein Mädchen, gerade so groß wie ein Streichholz. Es trägt ein blau schillerndes Gewand, auf dem blond gelockten Kopf ein blaues Häubchen und hat selbst zwei durchsichtige Flügel auf dem Rücken.

Ann-Kathrin staunt. Eine Fee? Da weiß sie: eine Elfe bestimmt.

»Wo hast du uns denn hingeführt?«, fragt die Elfe ihren Falter. Der wendet den Kopf und schaut geradewegs zu Ann-Kathrin, die erschrocken und erleichtert zugleich losniest.

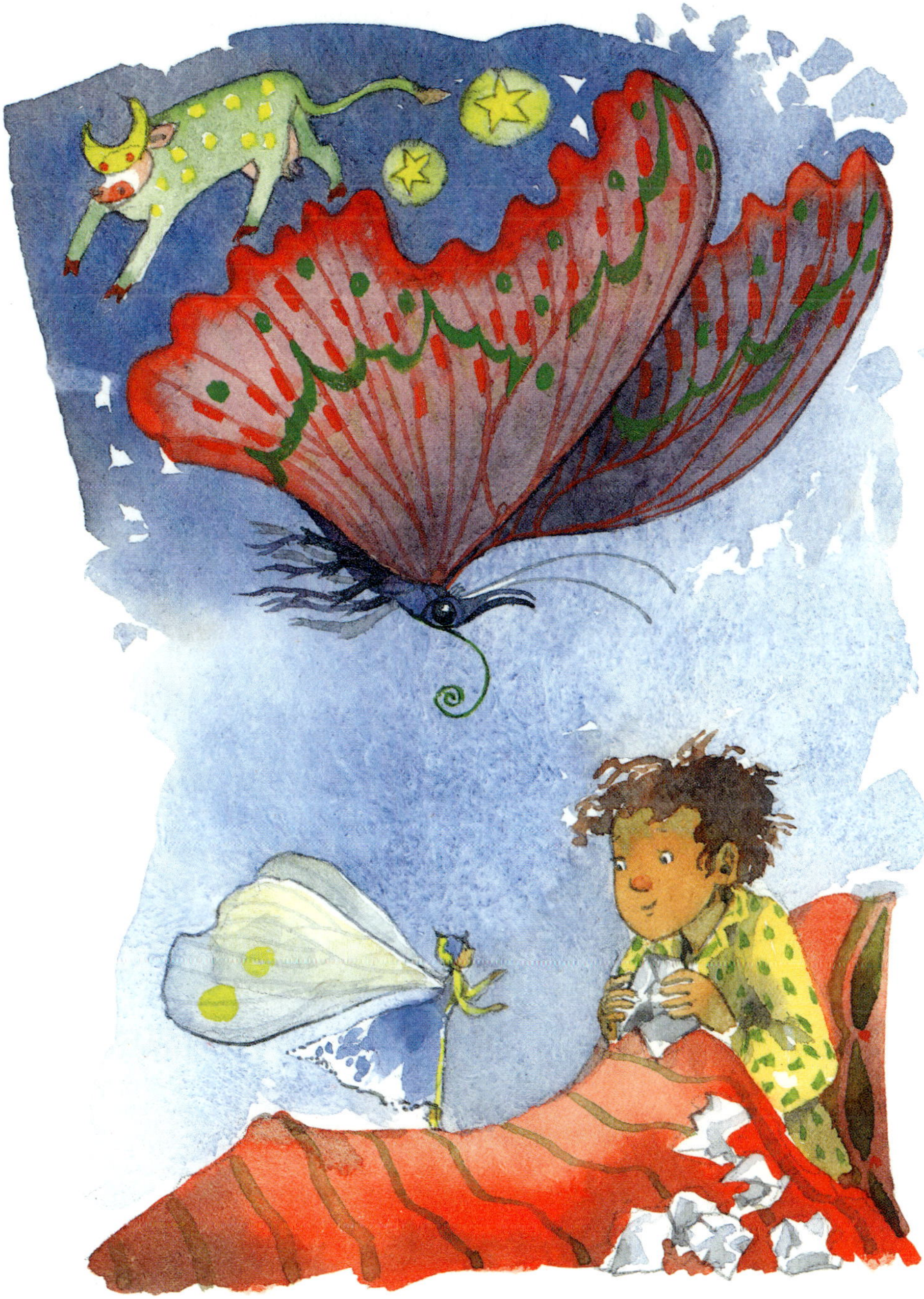

»Puh!«, macht die Elfe und plumpst überrascht auf den Po. »Das ist aber eine nette Art, Besuch zu empfangen!«

Ann-Kathrin möchte etwas sagen, aber sie kann nur niesen und husten zugleich.

Nachtfalter und Elfe warten, bis sie fertig ist, dann sagt die Elfe: »Jetzt weiß ich, warum wir hier sind. Du brauchst Hilfe!«

Ann-Kathrin nickt, obwohl sie keine Ahnung hat, wie die beiden ihr helfen wollen. Sie würde gern so viel fragen, aber irgendwie hat es ihr die Sprache verschlagen.

Die Elfe setzt sich auf den Nachtfalter, der schlägt mit den Flügeln und flattert quer durch Ann-Kathrins Zimmer auf ihre Bettdecke. Da sitzen sie nun und schauen Ann-Kathrin neugierig an. Plötzlich scheint es der Elfe bewusst zu werden. Sie springt ab und sagt: »Entschuldige, dass wir dich so angestarrt haben. Aber allzu oft besuchen wir keine Kinder mehr. Die meisten haben leider keine Zeit mehr für uns.« Sie legt eine Hand ans Kinn und schaut Ann-Kathrin nachdenklich an.

Ann-Kathrin wird es ganz warm ums Herz und sie hat das Gefühl, als würde die Elfe in sie hineinschauen. Ob sie das kann? Offensichtlich ist es so, denn befriedigt nickt die Elfe und winkt den Nachtfalter herbei. Leise schaukelnd nähert er sich. Sein Gang erinnert Ann-Kathrin an einen Elefanten. Wenn er nur nicht so klein wäre! Vorsichtig führt die Elfe ihn ganz nah an Ann-Kathrins Gesicht heran. »Hab keine Angst«, sagt sie. »Er wird jetzt den Husten und Schnupfen aus dir heraussaugen.«

Ann-Kathrin ist ganz gebannt, aber Angst hat sie nicht. Ein wenig aufgeregt ist sie und sehr gespannt, was nun passieren wird.

Der Nachtfalter befindet sich jetzt direkt vor Ann-Kathrins Gesicht. Sie sieht seine wunderschönen Flügel, die sich sanft auf und ab bewegen und ihr angenehm kühle Nachtluft zufächeln. Da streckt er seinen Saugrüssel aus und steckt ihn ganz langsam und vorsichtig in Ann-Kathrins Nase. Es kitzelt ein wenig, aber der Rüssel ist ganz warm und weich. Immer tiefer dringt er in die Nasenhöhle ein und dann beginnt der Nachtfalter zu saugen. Ann-Kathrin spürt, wie der Schleim sich löst und ins Fließen kommt. Aber er fließt nicht in ihren Hals oder aus der Nase heraus, sondern in den Rüssel des Nachtfalters. Nachdem er mit der einen Seite fertig ist, zieht er ganz sanft seinen Saugrüssel heraus und führt ihn ins andere Nasenloch, wo er die Prozedur wiederholt. Er saugt den ganzen Schleim aus Ann-Kathrins Nasenhöhlen, bis sie sich völlig befreit fühlt. Schließlich gleitet der Rüssel wieder aus ihrer Nase heraus und der Nachtfalter krabbelt langsam zurück. Ann-Kathrin hat nicht den Eindruck, als sei ihm dieser Vorgang unangenehm gewesen, ganz im Gegenteil erscheint ihr der Falter satt und zufrieden.

Die Elfe lächelt. »War es schön?«

Ann-Kathrin nickt. Sie kann immer noch nicht reden, aber sie hebt die linke Hand und streichelt den Nachtfalter ganz zart über den Rücken. Er fühlt sich gut an, beinahe wie Katzenfell. Ann-Kathrin spürt, wie ihr Finger ganz warm wird und dann auch ihre Hand. Die Wärme kriecht in ihren Arm hinein und in ihren ganzen Körper. Ganz wohlig warm und leicht fühlt sie sich. Auch ihr Kopf wird ganz leicht, und als die Elfe wieder auf den Rücken des Falters steigt, verschwimmt das Blau ihres Gewandes mit den Rottönen der Flügel. Die Welt vor Ann-Kathrins Augen schimmert lila und in einem Geflirr von Sternenstaub erhebt sich der Nachtfalter. Er dreht noch einen Kreis über Ann-Kathrins Bett und die Elfe winkt ihr zum Abschied zu. Dann fliegen beide aus dem Fenster hinaus in die Nacht. Aber das sieht Ann-Kathrin nicht mehr. Sie ist schon längst eingeschlafen.

Bei Frau Holle

Trink das, es wird dir gut tun – hilft bei Erkältungen!«, hat Ann-Kathrins Mutter gesagt und ihr die Tasse mit einer heißen Flüssigkeit in die Hand gegeben. »Holunderblütentee« hat Ann-Kathrin getrunken, ganz langsam, Schluck für Schluck, und gemerkt, wie wohltuend er durch den Hals in ihren Bauch geflossen ist. Süß hat er geschmeckt, nach dem Honig, der darin war, und ein klein wenig nach Trauben.

Als sie damit fertig war, hat Ann-Kathrins Mutter noch einmal ihre Stirn gefühlt und gesagt: »Ruh dich schön aus. Nachher bringe ich dir noch eine Tasse.«

Jetzt ist Ann-Kathrin wieder allein. Bis auf ihren Freund im Vorhang, der alles ganz genau beobachtet hat. »Mmh, wie lange habe ich diesen Duft nicht mehr gerochen«, sagt er und schnuppert mit seiner langen Nase. »Holde Holunderblüten, wie gut!«

»Ich hab das zum ersten Mal getrunken«, sagt Ann-Kathrin. »Wofür sind die denn gut?«

»Da solltest du sie direkt fragen«, flüstert ihr Freund geheimnisvoll. »Sie weiß am allerbesten, was ihre Blüten heilen.«

»Wer ist – sie?«, will Ann-Kathrin wissen.

Da beginnt ihr Freund zu singen: »Die Flocken wirbeln um und um – surre, Rädchen, surre ...«

Auf einmal sieht Ann-Kathrin in ihrem Zimmer weiße Flöckchen herumwirbeln, fast wie Federn, nein, es sind Schneeflocken! Erstaunt schlägt sie ihre Decke zurück und kriecht aus dem Bett. Ein paar Flo-

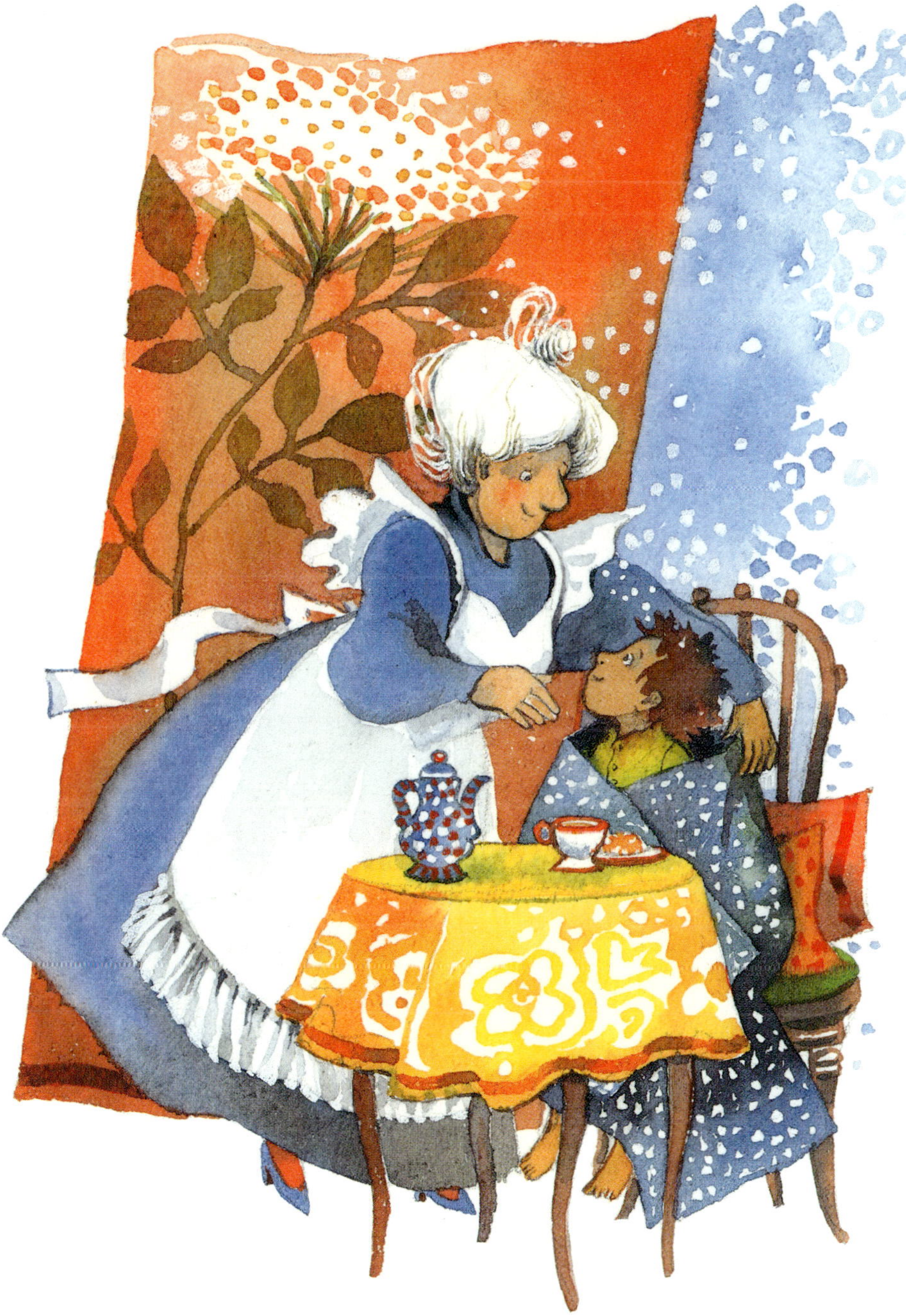

cken landen in ihrer Hand und schmelzen sofort. »Sieh doch nur!«, ruft sie begeistert. »In meinem Zimmer schneit's!«

Während der Teppich allmählich weiß wird, singt ihr Freund weiter: »Im Garten blüht die Weihnachtsblum – surre, Rädchen, surre – Frau Holle geht im Dorf herum ...«

Inzwischen schneit es so dicht, dass Ann-Kathrin fast die Hand vor ihren Augen nicht mehr sieht. Doch sie muss lachen, weil sie es zu komisch findet, dass es in ihrem Zimmer schneit. »Wo bist du denn?!«, ruft sie. »Und wo ist mein Bett? Ich weiß ja gar nicht mehr, wo ich bin!«

Alles um sie herum ist weiß, ein wirbelnder, tanzender Vorhang aus Schnee. Ann-Kathrin wirbelt und tanzt mit, bis sie auf einmal an etwas Hartes, Festes stößt. Steine. Nanu? »Oh, ein Brunnen«, entfährt es Ann-Kathrin und sofort weiß sie, was sie zu tun hat.

Leichtfüßig klettert sie auf den Rand des Brunnens und rutscht hinunter. Sanft gleitet sie ins Dunkel hinab. Seltsamerweise hat sie überhaupt keine Angst. Die frechen Schneeflocken haben sie fröhlich gemacht und die Rutschpartie macht ihr Spaß. Schon ist ein Licht am Ende des Tunnels zu sehen und Ann-Kathrin landet weich auf einer wunderschönen grünen Wiese.

Kichernd läuft sie ein Stück auf dem Gras entlang, das sich sanft unter ihre nackten Füße schmiegt. »Wie war das noch gleich?«, überlegt sie. »Gab es da nicht einen Backofen?«

»Zieh mich raus, zieh mich raus, sonst verbrenn ich!«, ruft es auch schon. »Ich bin schon längst ausgebacken!«

Ann-Kathrin bleibt vor einem großen, steinernen Backofen stehen, an dessen Türe ein Brotschieber aus Holz lehnt. »Warte, Brot«, sagt sie lachend, »ich hol dich gleich raus!« Sie krempelt die Ärmel ihres Nachthemdes hoch und beginnt, das Brot aus dem heißen Backofen zu holen. Puh, ist das heiß! Ann-Kathrin kommt richtig ins Schwitzen bei der ungewohnten Arbeit. Noch ein Brot und noch eines – hört das denn nie auf? Schweißtropfen bilden sich auf ihrer Stirn und ihr Herz klopft ganz laut. Na endlich, geschafft. Das letzte Brot ist aus dem Backofen und Ann-Kathrin legt es ganz oben auf den Stapel.

Dann geht sie weiter auf der grünen Wiese. Sie nähert sich einem Apfelbaum, voll mit roten Äpfeln. »Schüttel mich!«, ruft er schon von weitem. »Schüttel mich – wir Äpfel sind alle miteinander reif!«

Ann-Kathrin lacht. »Schon gut, Apfelbaum, ich bin ja schon da!« Mit beiden Händen umfasst sie den beinahe zierlichen Stamm des Baumes und schüttelt, so fest sie kann. Links und rechts von ihr fallen die Äpfel ins Gras, als regnete es, und wieder schwitzt Ann-Kathrin gewaltig. Sie strengt sich sehr an, damit auch bloß kein einziger Apfel in der Baumkrone hängen bleibt. Als sie alle auf einen Haufen gelegt hat, klebt ihr das Nachthemd an Rücken und Brust fest, so nass geschwitzt ist sie.

Erschöpft setzt sie sich einen Moment ins Gras. Ein letzter Apfel fällt direkt in ihre Hand. »Oh, danke schön!«, sagt sie und beißt genüsslich hinein. Der Apfel schmeckt säuerlich süß, fast erinnert er sie an Trauben, und er stillt sofort ihren Durst.

Nachdem sie ein wenig verschnauft hat, geht Ann-Kathrin weiter. Nicht lange, da kommt sie an ein kleines Haus, aus dessen Fenster eine alte Frau mit schneeweißen Haaren schaut.

»Guten Tag, Frau Holle!«, sagt Ann-Kathrin wie selbstverständlich. Die Frau lächelt sie an. Ihre Zähne sind wirklich ein bisschen groß, wie im Märchen, denkt Ann-Kathrin. Doch sie hat die gütigsten blauen Augen der Welt und freundlich winkt sie Ann-Kathrin hereinzukommen.

Ihr Häuschen ist gemütlich und blitzsauber. Es gibt schöne bunte Teppiche, dicke Kuschelkissen auf dem Sofa, Blumen auf dem runden Tisch und es lädt einfach zum Bleiben ein.

»Schön, dass du da bist, Ann-Kathrin«, sagt Frau Holle. »Mach's dir gemütlich.« Sie legt dem Mädchen einen Wollschal um die Schultern und zieht ihr einen Stuhl heran. Dann deckt sie den Tisch mit feinem Porzellan, bringt Tee und Kuchen herbei und erinnert Ann-Kathrin mit ihrer Geschäftigkeit und in dem hellblauen Kleid mit der weißen Schürze darüber an eine Schäfchenwolke, die am Himmel herumwirbelt.

»Ah, Holunderblütentee«, sagt Ann-Kathrin, nachdem sie an ihrer Tasse genippt hat.

»Holunder heilt das Blut und tut dem Körper gut«, sagt Frau Holle. »Bestimmt hast du schon gemerkt, wie er deine Säfte wieder zum Fließen bringt.«

»Oh, ich hab ganz schön geschwitzt, wenn du das meinst!«, bestätigt Ann-Kathrin und probiert ein Stück von dem leckeren süßen Kuchen. »Äpfel und Brot!«

Frau Holle lächelt. Eigentlich sind ihre Zähne gar nicht so groß, höchstens ein bisschen eckig. »Das war sehr umsichtig von dir«, sagt sie. »Die Naturgeister werden es dir danken.«

»Schon gut«, sagt Ann-Kathrin. Schon wieder wird ihr ganz warm. Ob das bloß am Tee liegt? Verlegen schaut sie sich um und erblickt das geöffnete Fenster. »Oh!«, ruft sie plötzlich und springt auf. »Ich würde dir zu gerne mal beim Bettenaufschütteln zusehen. Darf ich?«

Frau Holle nickt. Zusammen gehen sie ans Fenster. Ann-Kathrin sieht Wiesen und Felder, ganz weit entfernt ein Dorf mit vielen kleinen Häusern.

»Du darfst mir auch gern helfen«, sagt Frau Holle und gibt Ann-Kathrin ein Kopfkissen. »Feste schütteln, damit die Federn weit fliegen. Dann schneit es in der Welt!«

Ann-Kathrin nimmt das Kopfkissen fest in die Hände und schüttelt aus Leibeskräften. Sie schüttelt und schüttelt, wie sie die Äpfel vom Baum geschüttelt hat. Sachte lösen sich die Federn aus dem Kissen und fliegen davon, immer mehr, immer dichter, immer weißer. Ann-Kathrin wird es wieder ganz warm am ganzen Körper, doch diesmal ist es nicht so sehr ein Schwitzen, eher eine angenehm wohlige Wärme, die sie durchströmt, von den Fingerspitzen bis zu den Füßen.

Schneeflocken wirbeln um sie herum, fallen auf ihre Haare, ihre Füße, bedecken ihre Schultern. Alles um sie herum ist weiß, weiß wie Schnee.

»Wo bin ich?«, ruft Ann-Kathrin. »Frau Holle, wo bist du!?«

»Ich bin bei dir«, sagt plötzlich eine vertraute Stimme. Die Schneeflocken sind verschwunden und Ann-Kathrin liegt in ihrem Bett, um die Schultern einen Wollschal. Ihre Mutter sitzt bei ihr und hält ihre Hand. »Na, hat der Tee dich sehr schwitzen lassen?«, fragt sie.

»Oh ja«, sagt Ann-Kathrin ein bisschen erleichtert. Neugierig schaut sie auf den Teppich, doch von Schneeflocken keine Spur.

Ihre Mutter folgt ihrem Blick. »Da müssen wir etwas verschüttet haben«, sagt sie und deutet auf eine Stelle am Bettrand. »Es ist ganz feucht.«

Ann-Kathrin lächelt in sich hinein und nickt.

Leise singt ihr Freund im Vorhang: »... die Flocken wirbeln um und um ...«

Ein Regenbogen

»Meine Augen brennen so! Ich mag nicht mehr krank sein!«, beschwert sich Ann-Kathrin.

Fragend schaut ihr Freund aus dem Vorhang herüber. »Den ganzen Tag im Bett liegen, mich schlecht fühlen und warten, bis ich endlich wieder gesund bin. Das ist wirklich blöd!«

»Was würdest du denn zum Beispiel jetzt gerade machen, wenn du gesund wärst?«, fragt ihr Freund und seine Augen blitzen geheimnisvoll.

Ann-Kathrin denkt nach. Gar nicht so einfach. Würde sie am liebsten Eis essen gehen? Oder sich mit ihren Freundinnen treffen? Rad fahren? Sie kann sich gar nicht entscheiden. »Ist ja egal. Ich kann sowieso nichts machen«, seufzt sie.

»Doch«, triumphiert ihr Freund, »du könntest spazieren gehen!«

»Mit meinen kranken Augen? Mama hat gesagt, ich darf nicht einmal das Fenster aufmachen!«

»Ich meine einen ganz besonderen Spaziergang«, sagt ihr Freund.

Ann-Kathrin sieht ihn gespannt an. Er scheint kurz nachzudenken und beginnt dann, auf und ab zu tanzen, bis der Vorhang mit ihm schwingt, auf und ab, auf und ab. Plötzlich lösen sich Farbflocken aus dem Vorhang und beginnen in Ann-Kathrins Zimmer zu rieseln, wie Schneeflocken. Der einzige Unterschied ist, dass sie rot sind, strahlend rot. Ann-Kathrin spürt, wie ihr Körper warm und schwer wird, und sie hat das Gefühl, sie befindet sich in einer Landschaft, einer roten Wiese? Nein, ein Mohnblumenfeld umgibt sie. Wohin sie auch blickt, rings um sie herum leuchtet die Farbe Rot.

»Komm mit, Ann-Kathrin«, sagt die Stimme ihres Freundes.

Ann-Kathrin schwebt über das Mohnblumenfeld hinweg. Irgendwie beruhigt das auch ihre Augen, denn die brennen überhaupt nicht mehr. Langsam löst sich die Farbe Rot auf und vor ihr entsteht die Farbe Orange. Ein Orangenhain liegt vor ihr, mit großen, runden, saftigen Orangen an den Bäumen. Schmetterlinge in sanften Orangetönen flattern an ihr vorüber, und sie hat den Duft von frisch gepresstem Orangensaft in der Nase. Allmählich löst sich auch die Farbe Orange wieder auf und es entsteht die Farbe Gelb. Nun geht Ann-Kathrin durch ein Feld voll gelber Sonnenblumen. Sanft wiegen sich die Sonnenblumen im Wind und sie streckt sich, um eine zu berühren. Über ihr leuchtet die warme, gelbe Sonne und Ann-Kathrin fühlt sich wohlig warm und zufrieden. Sie geht weiter, bis sie an das Ende des Sonnenblumenfeldes kommt. Vor ihr liegt eine große, grüne Wiese, eine Wiese, so saftig grün wie im Frühjahr. Überall wachsen Kleeblätter und Ann-Kathrin schaut aus den Augenwinkeln, ob sie nicht ein vierblättriges entdeckt. Schließlich erreicht sie einen See, dessen blaue Farbe sie einhüllt wie ein Mantel. Sie hat das Gefühl, das tiefe Blau nicht nur zu sehen, sondern auch zu spüren und zu empfinden. Am Ufer des Sees wachsen tiefblaue Anemonen und Rittersporn. Auch kleine Veilchen in dunklem Lila sieht Ann-Kathrin. Sie geht auf die Veilchen zu und ein Teppich in weitem Lila breitet sich vor ihr aus. Die Farbe Lila wandelt sich zu Violett und jetzt spürt sie eine tiefe Ruhe in sich. Ihr Atem geht ruhig und gleichmäßig und sie hat das Gefühl, völlig eins mit sich selbst zu sein.

Da erscheint vor ihr ein goldenes Portal, wie von einem Märchenschloss. Erstaunt geht Ann-Kathrin darauf zu. Es öffnet sich wie von selbst und als sie die andere Seite erreicht, bleibt sie einen Moment stehen, um den wundervollen Anblick zu genießen, der sich ihr plötzlich bietet: Vor ihr liegt eine Landschaft, eine schöne Wiese mit einem See und einem kleinen Wasserfall. Kirschbäume blühen und auf der Wiese liegen feine hellrosa und weiße Blüten wie Schnee. Als Ann-Kathrin in die Landschaft hineingeht, fühlt sie das weiche Gras unter ihren Füßen. Warm scheint die Sonne auf ihr Gesicht und ein milder Sommerwind umspielt ihre Haare. Ann-Kathrin fühlt sich zum Wasserfall hingezogen. Sie setzt sich ans Ufer des Sees, lässt ihre Füße ins Wasser gleiten und genießt die Ruhe. Ein Reh kommt aus dem Wald, schaut sie kurz aus samtenen Augen an und läuft dann ganz ruhig auf eine Tanne zu. Ann-Kathrin hält ihre Hände in den Wasserfall und badet ihr Gesicht darin. Es ist angenehm kühl und erfrischend. Am Himmel zieht ein Schwarm Vögel vorbei und im Hintergrund sieht Ann-Kathrin eine Bergkette. Sie würde gern dorthin gehen, aber etwas in ihr sagt, dass sie zurückkehren muss. Ein wenig traurig, aber sehr entspannt und ruhig geht sie zurück zu dem goldenen Portal. Es schließt sich hinter ihr und vor ihr liegt nun eine Treppe mit farbigen Stufen. Die erste ist violett, dann folgt eine in Lila, in Blau, Grün, Gelb, Orange und die letzte ist rot. Als sie auf der roten Stufe steht, sieht sie ihr Zimmer wieder und liegt auch schon in ihrem Bett.

Langsam löst sich die Farbe Rot auf und hinterlässt nur noch einen schwachen rötlichen Schimmer, der auch von der untergehenden Sonne vor dem Fenster kommen könnte.

»War es schön?«, fragt ihr Freund aus dem Vorhang.

Ann-Kathrin lässt ein wohliges Seufzen hören. »Fast zu schön«, sagt sie.

»Du kannst jederzeit dorthin gehen, wann immer du willst«, verspricht ihr Freund.

Ann-Kathrin weiß. Und sie überlegt schon einmal, was sie das nächste Mal dort alles machen wird ...

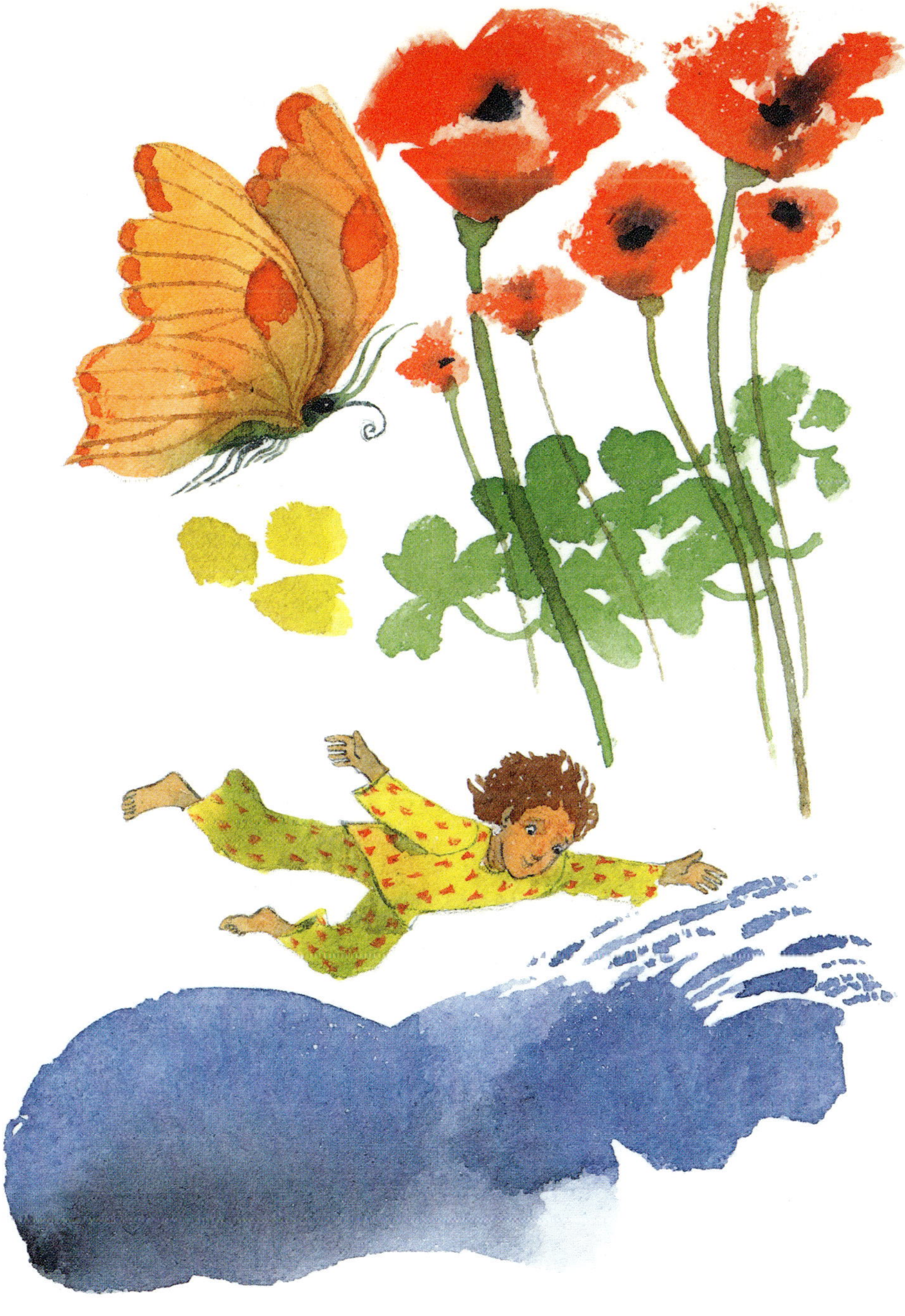

Kampf dem Drachen

Es ist heiß im Zimmer, heiß und stickig. Ann-Kathrin schlägt die Decke zurück, in der Hoffnung, ihr würde ein wenig kühler werden. Doch dann ist es ihr wieder zu kalt und sie zieht die Bettdecke hoch bis zur Nasenspitze. Sie schnauft. Irgendwie weiß ihr Körper wohl nicht so recht, was er will! Angestrengt schaut sie zum Fenster, aber sie kann nur erahnen, wo sich ihr Freund im Vorhang befindet. Eine Hitzewelle läuft durch ihren Körper und sie setzt sich einen Moment lang aufrecht ins Bett, um besser atmen zu können. Sie schaut sich um und es kommt ihr so vor, als sei die Luft im Zimmer zum Schneiden dick. Kleine Dampfwolken treiben auf ihr Bett zu. Sie kommen aus der Ecke, in der ihre Ritterburg steht, mit den Rittern und Pferden und dem Drachen.

Und da sieht sie ihn: Giftgrün und schwefelgelb hockt der Drache auf seinem Felsen und starrt sie unverwandt an. Dunkle Rauchwolken dampfen aus seinen Nasenlöchern und er wiegt seinen gezackten Kopf angriffslustig hin und her. Ann-Kathrin erschrickt und zieht die Bettdecke wieder hoch. »Du kannst mir gar nichts anhaben!«, ruft sie mutiger, als sie sich fühlt. »Du bist nämlich nur aus Holz!«

Das scheint den Drachen nicht zu stören. Er faucht böse und scharrt mit dem rechten Vorderbein auf dem Felsen. Merkwürdigerweise sieht er auch viel größer aus als sonst. Ann-Kathrin hat den Eindruck, dass er millimeterweise wächst. Jedes Mal, wenn sie zu ihm hinschaut, ist er ein Stückchen größer. Fieberhaft sieht sie sich um, ob sie nicht so etwas wie eine Waffe findet. Doch auf ihrem Nachtschrank liegen nur ihre Taschentücher. Der Drache ist jetzt noch größer geworden und seine Rauchwolken hüllen das Zimmer in dichten Nebel. Allmählich bekommt Ann-Kathrin Angst und wünscht sich sehnlichst Hilfe herbei. Aus dem Zimmer flüchten kann sie nicht, da müsste sie direkt an dem Drachen vorbei. Und wenn sie ihre Mutter ruft, wird die am Ende noch vom Drachen verschlungen! Ann-Kathrin fühlt sich ziemlich hilflos.

Da hört sie ein leises Wiehern und ein vorsichtiges Klirren. Sie hört noch einmal genauer hin. Da, schon wieder, etwas lauter und näher bei ihr. Auf einmal taucht aus dem Nebel ein hellbraunes Pferd auf. Auf seinem Rücken sitzt ein weiß gekleideter Ritter in voller Rüstung. In der rechten Hand hält er eine Lanze. Das Visier seines Helmes ist hochgeklappt und er schaut Ann-Kathrin freundlich an. »Fürchte dich nicht! Ich werde für dich kämpfen«, sagt er.

Nun erkennt sie ihn auch. Es ist ihr Lieblingsritter aus der Burg! Schon geht es ihr viel besser, obwohl der Drache erneut gewachsen ist und sein Furcht erregender Kopf so groß ist wie der Kopf des Nachbarhundes, vor dem Ann-Kathrin heimlich schon immer Angst hatte.

Der Drache faucht und aus seinem Maul kommt eine Flamme. Ann-Kathrin macht sich ganz klein in ihrem Bett. Das hat sie sich schon gedacht, dass es sich um einen Feuer speienden Drachen handelt! Besorgt schaut sie zum Ritter, doch der hat sein Visier heruntergeklappt und Kampfstellung eingenommen. Sein Pferd wiehert laut, steigt auf die Hinterbeine und dann läuft es los, geradewegs auf den Drachen zu! Der hebt den Kopf und stößt ein hässliches Gebrüll aus. Der Ritter hebt seine Lanze über den Kopf, doch da speit der Drache Feuer. Entsetzt schaut Ann-Kathrin zu, wie Ritter und Pferd gerade noch ausweichen können. Nur ein Zipfel der Decke, die das Pferd trägt, ist ein bisschen schwarz geworden.

Erleichtert atmet Ann-Kathrin auf. Der Ritter kehrt zu ihr zurück und stellt sich erneut in Position. Ann-Kathrin würde gern etwas Aufmunterndes sagen, aber die rechten Worte wollen ihr nicht einfallen. Da erinnert sie sich, dass die vornehmen Damen beim Kampfturnier ihrem Ritter oft ein Tuch von sich gaben, das ihrem Kämpfer Mut machen sollte. Auf dem Nachttisch liegt noch ein lavendelfarbenes Taschentuch. Schüchtern hält sie es dem Ritter hoch. Er lächelt wissend und nimmt es, macht es an seinem Handschuh fest.

Ungeduldig faucht der Drache! Seine Rauchwolken sind so schwarz wie die Ränder auf dem Herd, wenn die Milch überkocht. Ann-Kathrin zittert, doch der Ritter ist ganz ruhig. Er beugt sich nach vorn, flüstert seinem Pferd etwas ins Ohr und das antwortet mit einem leisen Schnauben. Dann prescht es los, mit angelegten Ohren und wehendem Schweif. Der Ritter hat sich ganz eng an seinen Körper gedrückt, die Lanze fast spielerisch in seiner rechten Hand angehoben. Kaum erkennt Ann-Kathrin, wer Pferd und wer Reiter ist. Der Drache erhebt den Schwanz und öffnet drohend das garstige Maul.

»Die Flammen!«, ruft Ann-Kathrin warnend.

»Huuaachpfffksch!«, macht der Drache. Feuerglut entströmt seinem Rachen, doch Ritter und Pferd sind schon vorbei – oder nicht? Ein Schatten taucht in Kopfhöhe des Drachen auf, eine Lanze blitzt, der Drache wendet blitzschnell den Kopf und eine Rauchwolke verhüllt die Szene.

Ann-Kathrin liegt mucksmäuschenstill, um ja keinen Laut zu verpassen, aber die Rauchwolke hat nicht nur die Kampfszene verschluckt, sondern auch sämtliche Geräusche. Es ist nichts zu hören, rein gar nichts. Ann-Kathrin spitzt die Ohren und reißt die Augen auf, so weit sie nur kann. Etwas in ihr sagt, dass es wichtig für den Verlauf ihrer Krankheit ist, wer hier gewinnt. Endlich lichtet sich der Nebel und sie sieht den regungslosen Drachen. In seinem Brustkorb

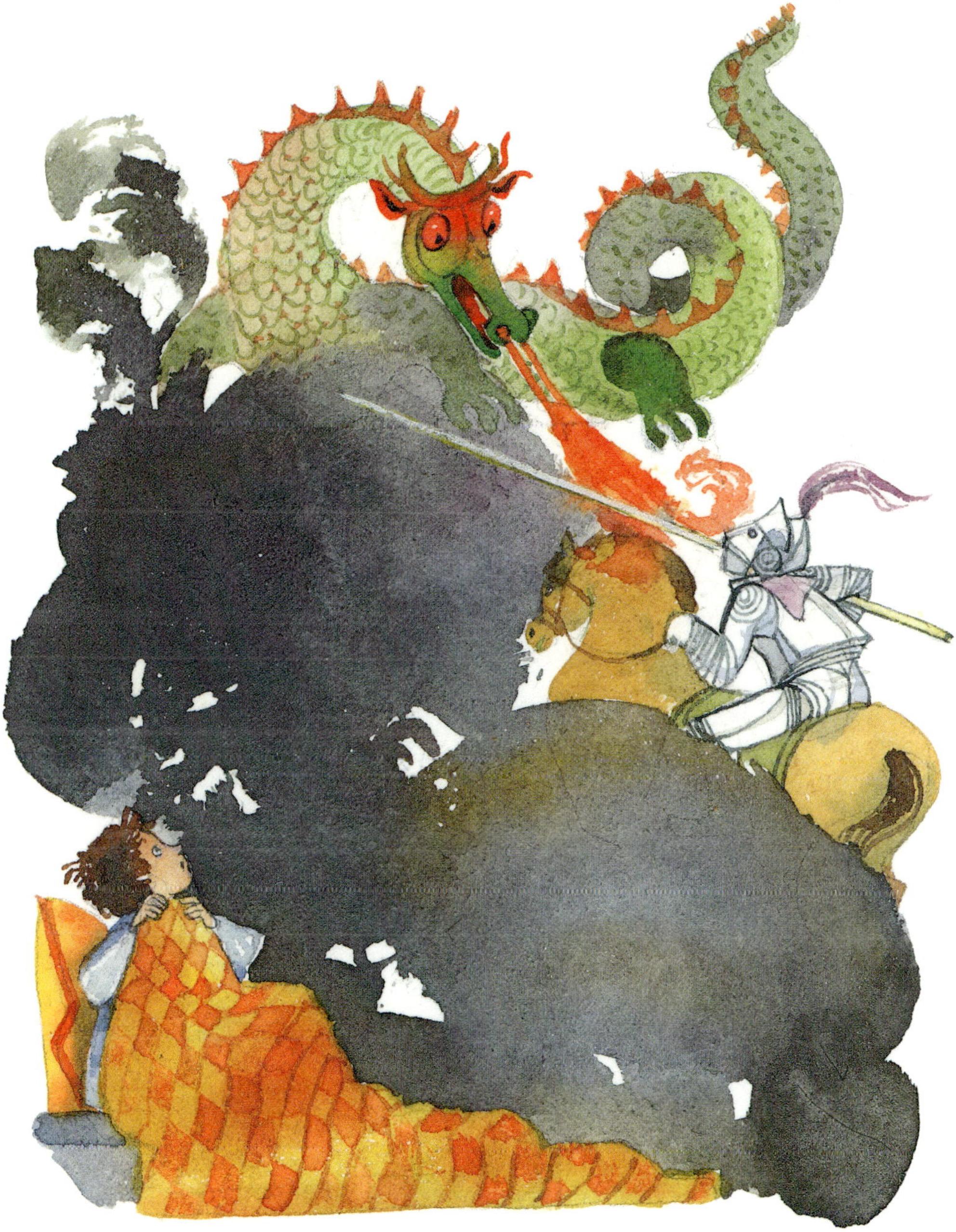

steckt die Lanze. Ann-Kathrins Herz klopft ganz wild. Der Ritter, wo ist der Ritter? Eine Gestalt liegt über dem Rücken des Pferdes, das jetzt ganz langsam vom Drachen wegtrottet. Er ist doch nicht etwa – er wird doch nicht ... Eine Hand bewegt sich vorsichtig und Ann-Kathrin erkennt ihr Taschentuch. Sie stellt sich vor, dass ihr Bangen Gestalt annimmt und wie ein Geistwesen zum Ritter eilt. Und endlich, es kommt ihr vor wie eine halbe Ewigkeit, endlich hebt er den Kopf und richtet sich auf. An seiner linken Schulter sieht Ann-Kathrin Blut, aber es scheint nicht so schlimm zu sein, denn er öffnet sein Visier und schenkt ihr ein siegreiches Lächeln. Dann nimmt er das Taschentuch und legt es sich sanft über die Schulter. Der Drache ist inzwischen wieder geschrumpft und hat seine alte Größe erreicht. Noch ein letztes Mal winkt der Ritter Ann-Kathrin zu. Sie winkt zurück. »Vielen Dank!«, flüstert sie und hofft, er habe es gehört, bevor auch er an seinen alten Platz zurückkehrt und seine ursprüngliche Gestalt annimmt.

Die Rauchwolken verziehen sich. Wo eben noch Nebel war, scheint jetzt die Sonne.

»Das war aber aufregend«, sagt eine Stimme vom Fenster her.

Ann-Kathrin erkennt ihren Freund, der mit großen Augen aus dem Vorhang schaut. »Hast du es etwa miterlebt?«, fragt sie.

»Das kannst du aber glauben!«, meint er.

»Es ist doch wirklich passiert?«, fragt Ann-Kathrin ein bisschen ungläubig.

»Schau mal dort«, erwidert ihr Freund und deutet auf den weißen Ritter, der wieder, als sei nichts geschehen, an seinem Platz steht. Als sei nichts geschehen? Und da sieht Ann-Kathrin, was ihr Freund beobachtet hat: An der linken Schulter des Ritters leuchtet ein kleiner roter Fleck, der von etwas Violettblauem bedeckt wird, wie von einem kleinen feinen – Taschentuch.

Trommeltanz

Es ist still in Ann-Kathrins Zimmer, nachdem sich Ritter und Drache wieder an ihrem Platz befinden. Trotzdem hat Ann-Kathrin ein dumpfes Gefühl in ihrem Kopf. Ob es von den Rauchwolken kommt, die der Drache ausgestoßen hat? Ann-Kathrin schließt die Augen, doch das Gefühl wird nicht besser. Auch ihr Herz schlägt ganz laut, zum Hals und bis in den Kopf hinein. »Bum, bata – bum«, macht es, bis hinauf zu den Schläfen.

Ann-Kathrin seufzt.

»Hörst du das auch?«, fragt ihr Freund im Vorhang.

»Was denn?« Ann-Kathrin mag am liebsten gar nicht sprechen.

»So ein bum – bambam – bum«, sagt ihr Freund.

»Das ist mein Herz«, antwortet Ann-Kathrin. »Es schlägt bis in meinen Kopf hinein.«

»Nein, das meine ich nicht. Es wird immer lauter. Hör doch!« Aufgeregt flattert ihr Freund im Vorhang auf und ab.

Neugierig öffnet Ann-Kathrin die Augen. Komisch. Es trommelt wirklich nicht nur in ihrem Kopf, auch um sie herum ist es zu hören, in ihrem Zimmer. Ihr Bett wackelt ein bisschen und auch ihr Körper vibriert. »Bum, batabam, bum, batata, bum«, ändert sich der Rhythmus. Inzwischen ist das Trommeln so laut geworden, dass Ann-Kathrin das Klopfen ihres eigenen Herzens nicht mehr hört. Verwundert schaut sie zu ihrem Freund, doch der hat die Augen geschlossen und baumelt im Takt der Trommeln im Vorhang hin und her.

Jetzt hört Ann-Kathrin auch ein feines Rasseln, wie von ganz hellen Glöckchen, und das Stampfen vieler Füße. Merkwürdigerweise sind die Geräusche direkt an ihrem Bett, als sei sie davon umzingelt.

»Wo seid ihr denn?!«, ruft Ann-Kathrin. »Ich will euch gern mal sehen!«

Als hätten sie nur auf diesen Wunsch gewartet, werden auf einmal mehrere Gestalten sichtbar, die um ihr Bett herumtanzen. Sie tragen viel braune nackte Haut, lustige bunte Röcke aus Vogelfedern und Ketten mit hellen Glöckchen an den Fußgelenken. Ihre Gesichter sind knochig, aber freundlich, und auf den schwarzen langen Haaren, die zu Zöpfen geflochten sind, tragen sie Federschmuck.

»Indianer!«, sagt Ann-Kathrin erstaunt. Wie auf ihren Befehl bleiben die Indianer stehen. Jetzt sieht Ann-Kathrin, dass sie ihre Gesichter bemalt haben, ebenso wie ihre Oberkörper, mit seltsamen bunten Zeichen und Symbolen. Aufmerksam sehen sie Ann-Kathrin an, die neugierig zurückschaut. Dann gehen sie ein paar Schritte zur Seite, um jemanden durchzulassen: Es ist ein kleiner, alter Indianermann mit runzligem Gesicht. Auch seine silbergrauen Haare sind mit Federn geschmückt. Er trägt einen Umhang in rotgoldenen Farben, doch seine Unterarme sind nackt, bis auf ein paar Perlenketten, die er um die Handgelenke geschlungen hat. Mit dunklen, tiefgründigen Augen schaut er Ann-Kathrin an und murmelt etwas Unverständliches.

»Hallo, Medizinmann«, sagt Ann-Kathrin.

Er lächelt, gibt aber keine Antwort. Stattdessen hält er auf einmal einen bunt verzierten Stab in der Hand und macht damit merkwürdige Bewegungen über Ann-Kathrins Bett. Inzwischen steht er ganz dicht bei ihr, sodass sie seinen feinen, würzigen Geruch wahrnimmt – er erinnert sie an frische Kräuter, aber auch an Mamas Duftlampe und an Opas Pfeife.

Mit fließenden Bewegungen lässt der Medizinmann seinen Stab über ihr kreisen, hält ihn an ihren Kopf, wo ihr Herz wieder begonnen hat, laut zu klopfen, und nimmt ihn wieder weg, als wolle er das

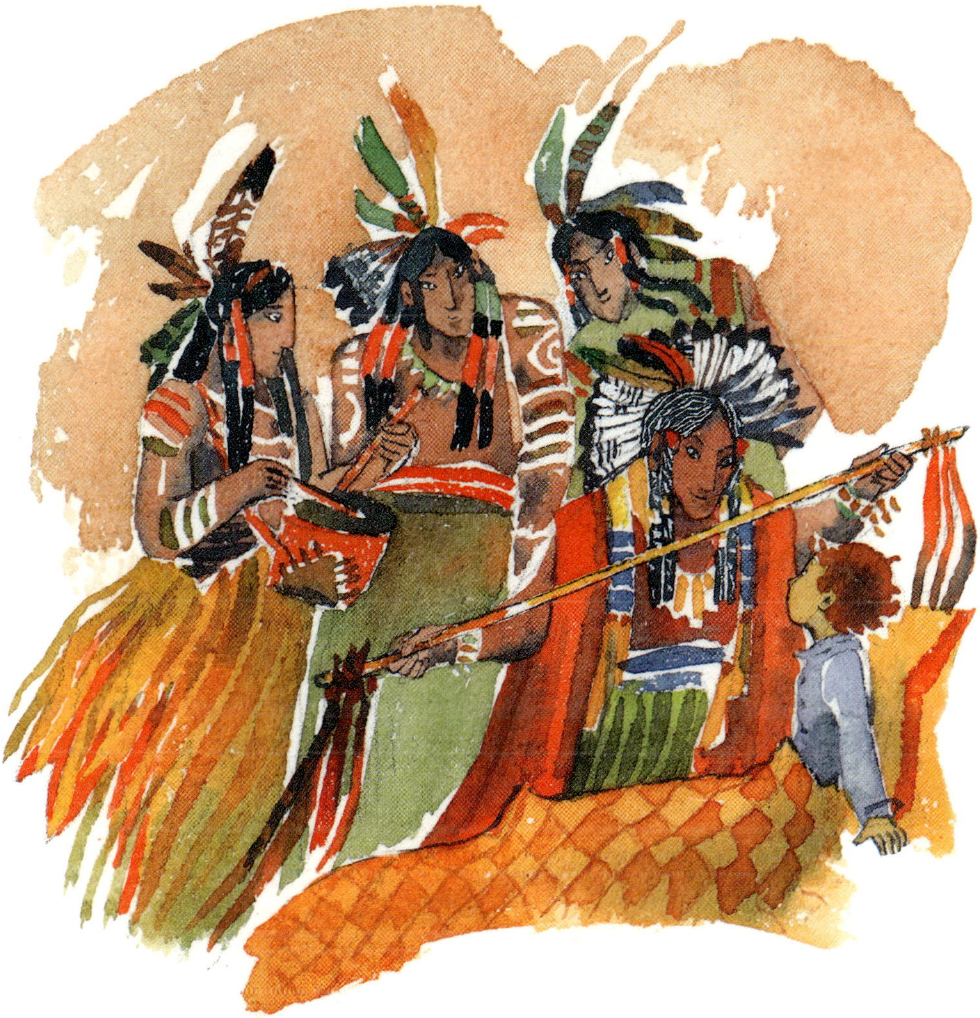

Trommeln aus dem Kopf herausholen. Seine Berührungen tun gut. Ann-Kathrin schließt die Augen und atmet ganz tief und ruhig.

Das Trommeln beginnt wieder, ganz leise und dumpf, aber nicht in ihr, sondern es kommt von außen.

Ann-Kathrin sieht sich auf einem hohen Berg sitzen, umgeben von einer grünen Fläche. Hinter ihr ragen weitere Berge in die Höhe, vor ihr befindet sich eine tiefe Schlucht, die in eine weite Ebene mündet. Und dabei trommelt es immer weiter: »Bum, bata, bum, batatam, bum.«

Am Himmel ziehen Wolken auf – dunkle, schwere Regenwolken. Es donnert. Nun trommelt auch der Himmel, denkt Ann-Kathrin.

»Erst müssen sich die Wolken zusammenziehen«, sagt eine fremde Stimme neben ihr, »dann kann der Große Geist aus ihnen sprechen.«

Es ist der Medizinmann. Leise hat er sich neben Ann-Kathrin gestellt – oder war er schon die ganze Zeit da? »Der Himmel kann sprechen, und er kann leuchten«, erzählt der Medizinmann – es blitzt über ihnen –, »und dann kann es regnen. Denn nur wo etwas fließt, kann der Große Geist heilen. Nach dem Regen blüht die Prärie wieder und die Blumen wachsen.«

Noch einmal donnert und blitzt es. Verwundert schaut Ann-Kathrin den Himmel an, der in den schönsten Farben leuchtet. Dann beginnt es zu regnen. Ganz leicht und zart zunächst, doch schnell wird der Regen stärker und heftiger. Ann-Kathrin bleibt einfach sitzen. Zwar ist sie bereits nass bis auf die Haut, aber der Regen tut gut. Ein ganz zartes »bumbum, bambam, bumbum« begleitet ihn, als er auf die Felsen tröpfelt, wie ein Reh, das über das Moos springt.

Ann-Kathrin fühlt sich gut. Ihr ist warm und wohlig zumute, wie in einer warmen Badewanne, und ihr Herz klopft beruhigend und gleichmäßig in ihrer Brust.

Kalte Füße

Und wenn du den Berg hinaufgehst, kommst du an saftigen grünen Wiesen vorbei, auf denen die schönsten Blumen blühen – blau, gelb, rosa und violett strecken sie dir ihre Blütenköpfe entgegen. Milde Sonnenstrahlen streicheln deine Wangen, Schmetterlinge tanzen unter den Bäumen und deine Füße spüren das junge, frische Gras ...«, erzählt Ann-Kathrins Freund im Vorhang begeistert. Dabei merkt er gar nicht, dass Ann-Kathrin ihm nicht zuhört. »Eine Quelle sprudelt ganz in deiner Nähe über glänzende Steine und das Wasser perlt an Grashalmen entlang, die ...«

»Hör auf!«, unterbricht ihn Ann-Kathrin unvermittelt.

»Was ist? Gefällt dir mein kleiner Ausflug nicht?«, fragt ihr Freund.

»Doch, aber nicht heute!«, meint Ann-Kathrin missmutig.

»Warum?« Ihr Freund ist verwundert und fast ein bisschen beleidigt.

»Weil ich so kalte Füße hab«, mault Ann-Kathrin und rollt auf die andere Seite des Bettes – weg vom Vorhang.

Ihrem Freund entfährt ein leises »Oh!« und dann ist es still.

Ann-Kathrin bleibt liegen. Nicht nur ihre Füße sind kalt, auch ihre Waden, ihre Hände, ihr Rücken. Sogar ihr Kopf fühlt sich kalt an, von den Ohrläppchen bis zur Nasenspitze. Es ist so unangenehm, dass sie versucht, sich unter der Bettdecke einzurollen, wie ein kleines Kätzchen. Aber es wird nicht besser, selbst als sie ihre Füße übereinander legt und im Schlafanzug verstecken will. Anstatt wärmer wird ihr nur noch kälter.

»Keiner kann mir helfen«, denkt Ann-Kathrin und eine Träne kullert ihre Wange hinunter, salzig und warm. So eine warme Träne fühlt sich richtig gut an und erleichtert weint Ann-Kathrin noch ein bisschen mehr. Natürlich wird es wieder kalt, wenn die Tränen die Backen hinunterlaufen, aber wenn sie diese schnell abputzt, bleibt die angenehme Erinnerung an ein kleines bisschen Wärme.

»Tränen zu verkaufen! Wer will eine Träne kaufen?!«, ruft es da plötzlich in ihrem Zimmer.

Ann-Kathrin schluckt ihre eigenen Tränen hinunter und schaut sich empört um. Kann sie nicht mal in Ruhe traurig sein?

Ein kleines Männlein, nicht größer als eine Glühbirne, schleicht am Bettrand auf sie zu. Es hat einen recht großen, länglichen Kopf mit Triefaugen und einer sehr langen Nase, sieht aber dennoch ganz freundlich aus. Unter einer blassblauen Zipfelmütze lugen ein paar spärliche Haare hervor. Das Männlein hat sich in ein dunkelblaues Cape gehüllt und trägt in einer Hand ein kleines, silbernes Döschen.

»Wer bist du denn?«, fragt Ann-Kathrin und vergisst vor Neugierde völlig zu frieren.

»Ich bin der Tränentroll«, sagt das Männlein und hält ihr seine Dose unter die Nase. »Tränen gefällig?«

»Nein danke«, erwidert Ann-Kathrin, »Ich hab selbst genug.«

»Ha, aber vielleicht nicht die richtigen!«, lacht der Tränentroll. »Ich habe Lachtränen, Glückstränen, Schmerzenstränen, Wuttränen, Angsttränen, Sehnsuchtstränen, Hoffnungstränen, Verzweiflungstränen ...«

»Die kenne ich alle!«, behauptet Ann-Kathrin. »Warum sollte dir jemand solche Tränen abkaufen?«

»Nun«, der Tränentroll senkt die Stimme und beginnt zu flüstern. »Weil die Wirkung meiner Tränen um viele Male stärker ist als die normaler Kindertränen.«

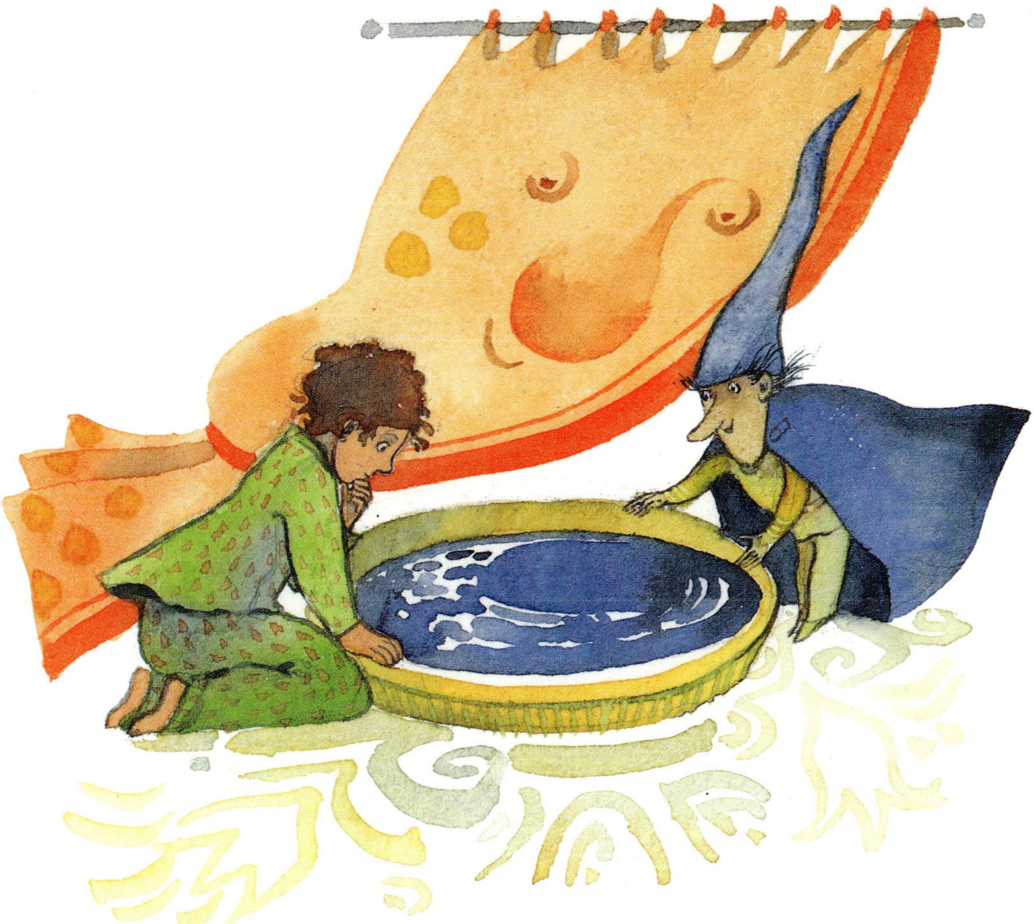

»Das glaube ich dir nicht«, entgegnet Ann-Kathrin.

Daraufhin öffnet der Tränentroll sein Silberdöschen und lässt Ann-Kathrin einen Blick hineinwerfen. Sie schaut – und sieht auf den Grund eines tiefen Brunnens, eines Sees, nein, auf den Grund des Meeres. Es glänzt, glitzert, spiegelt und bewegt sich, ist unergründlich, ungreifbar und unendlich geheimnisvoll. Einzelne Wassertropfen beginnen, sich vom Grund zu lösen, und schwimmen an die

Oberfläche – wie Perlen oder Kristalle. Ann-Kathrin blinzelt und verspürt eine unerklärliche Sehnsucht nach einem solchen Tropfen.

»Möchtest du einen haben?«, fragt der Tränentroll.

»Was kosten sie denn?«, flüstert Ann-Kathrin, immer noch ganz gebannt vom Anblick des seltsamen Schauspiels.

»Nur ein Lächeln«, antwortet der Tränentroll und ehe sie sichs versieht, hat Ann-Kathrin auch schon gelächelt. Eine Wunderträne ist aus dem Döschen gefallen und kullert direkt in Ann-Kathrins linkes Auge.

Und während der Tränentroll in einem sanften Nebelschleier verschwindet, beginnt Ann-Kathrin zu weinen – klare, heiße Tränen. Sie weint und weint und weint, ohne Unterlass, ohne Grund, ja, sie freut sich sogar, dass sie so sehr weinen kann, ohne aufzuhören. Wie ein Wasserfall oder ein Sommerregen strömt es, fließt es aus ihr heraus. Und da werden ihre Hände warm, ihr Bauch und ihr Rücken werden warm, es strömt sogar bis hinunter in ihre Beine und Füße, bis alle Fußzehen strömend warm sind.

Erst dann versiegen die Tränen allmählich und Ann-Kathrin hört auf zu schluchzen. Welch ein schönes Gefühl! Sie fühlt sich ganz leicht und wunderbar warm.

»Bist du noch da?«, fragt sie ihren Freund im Vorhang. »Erzähl mir bitte noch einmal – von dem Berg und den Schmetterlingen und von der Quelle!«

»Aber gern!«, freut sich ihr Freund. »Es ist eine ganz besondere Quelle, in der das Sonnenlicht sich fängt und leuchtet wie ein Regenbogen. Ach, was sag ich – tausend Regenbogen und in ihrer Mitte sitzt eine wunderschöne Wassernixe mit Augen so grün wie das Moos ...«

Das Fieberteufelchen

Lass mich rein!«, sagt das Fieberteufelchen.

Ann-Kathrin zieht die Bettdecke so hoch, dass nur noch ihre Nasenspitze rausguckt, und schüttelt den Kopf. Sie sieht, wie das Fieberteufelchen, ein kleiner gelber Wichtel mit rot flackernder Mütze, an ihrem Bett entlangtrippelt. Überall sieht es nach, ob es nicht doch irgendwo hereinschlüpfen könnte. Vorsichtshalber wickelt Ann-Kathrin ihre Füße ganz fest in die Bettdecke und hält den Atem an.

»Warum willst du mich nicht reinlassen?«, fragt das Fieberteufelchen jetzt direkt an Ann-Kathrins Ohr.

»Lass mich in Ruhe – ich bin schon krank genug!«

Das Fieberteufelchen beugt sich noch dichter zu Ann-Kathrins Gesicht und sie spürt, wie sein heißer Atem auf ihrer Stirn brennt. »Du brauchst mich aber, um gesund zu werden«, flüstert es.

»Glaub ich nicht«, entgegnet Ann-Kathrin. »Wenn ich Fieber habe, macht mir meine Mutter Wadenwickel und manchmal bekomme ich Zäpfchen. Du bist nur heiß und ziemlich unangenehm.«

Scheinbar hat sie dem Fieberteufelchen etliches gesagt, worüber es erst einmal nachdenken muss, denn es schweigt ziemlich lange.

Dafür vernimmt sie jetzt andere Stimmen, schrill und sägend. Lachen klingt an ihr Ohr und eine der Stimmen sagt: »Khihihi, wie fein, wie fein, den Fieberteufel lassen wir nicht rein!«

Neugierig lugt Ann-Kathrin über die Bettdecke und sieht ein paar dunkle Gestalten über ihrem Bett tanzen. Lang und hager, mit dünnen, stacheligen Spinnenarmen und -beinen springen sie durcheinander. Je wilder sie tanzen, umso zahlreicher scheinen sie zu werden. Mit gierigen Augen blicken sie nach Ann-Kathrin und sie hat den Eindruck, dass ab und zu eine von ihnen in sie hineinspringt. »Braves kleines Mädchen«, lachen sie. »Wir fühlen uns so wohl bei dir!«

Ann-Kathrin aber fühlt sich überhaupt nicht wohl. Hilfe suchend schaut sie zu ihrem Freund im Vorhang. Der nickt ihr zu und sagt: »Das sind Viren. Sie befinden sich in deinem Körper, Ann-Kathrin. Willst du nicht doch das Fieberteufelchen zu Hilfe rufen?«

»Wie kann es mir denn helfen?« Ann-Kathrin fühlt sich schon ganz vergiftet, nachdem sie die bösen Viren gesehen hat.

»Weißt du, was mit dem Müll geschieht, den die Müllmänner jeden Mittwoch in ihren rumpelnden, pumpelnden Lastwagen einsammeln?«, flüstert das Fieberteufelchen.

Erleichtert wendet Ann-Kathrin ihm den Kopf zu. »Er kommt in die Müllverbrennungsanlage«, weiß sie.

Das Fieberteufelchen nickt und sieht ganz freundlich aus. »Und dort wird der Müll verbrannt«, sagt es.

»Hör ihm nicht zu!«, rufen die Viren und: »Du willst doch nicht etwa verbrennen! Erinnere dich, wie unangenehm das Fieber beim letzten Mal war!« Doch Ann-Kathrin schaut immer noch das Fieberteufelchen an, das ihr zunickt und sagt: »Ich werde dir nicht wehtun. Du wirst schlafen und keinen Schmerz fühlen. Die Viren aber werde ich verbrennen, eine nach der anderen, bis sie dir keinen Schaden mehr zufügen können! Möchtest du das?«

»Nein! Nein!«, rufen die Viren.

Ann-Kathrin nickt. Sie wickelt die Füße aus der Bettdecke und hebt sie ein wenig an. Schon ist das Fieberteufelchen zu ihr ins Bett gesprungen. Puh, wie heiß es sich anfühlt! Wie bei einem Streichholz scheint die Flamme von ihren Füßen den ganzen Körper entlangzuflackern, bis zum Kopf. Und dort wird es richtig heiß. Ann-Kathrins Atem wird flach und ihre Augen fallen zu. Sie sieht noch, wie die Viren schimpfend von ihrem Bett verschwinden.

»Lass mich rein, Ann-Kathrin«, sagt das Fieberteufelchen mit sanfter Stimme, »schlaf ruhig ein.«

Ann-Kathrin schläft schon. Sie träumt vom heißen Wüstenwind,

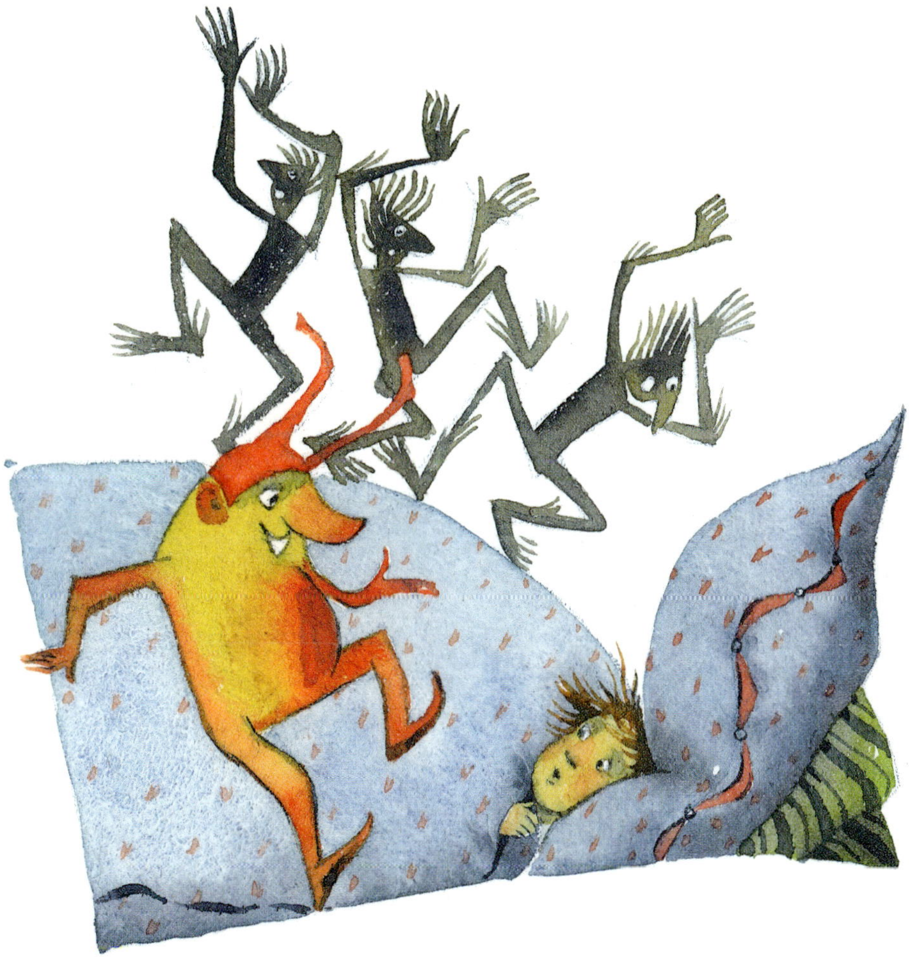

der über sie hinwegweht, von einer heißen Quelle, in der sie badet und in der sie alles Gift und alles, was sie krank macht, von sich abspülen kann. Das heiße Wasser fließt durch eine Öffnung in ihrem Kopf ihren Körper hindurch, spült alles Schlechte aus ihren Zehenspitzen heraus, so lange, bis sie ganz sauber und rein ist. Wie gut das heiße Wasser tut! Ihre Krankheit wird aus ihr herausgewaschen wie Schmutzflecken aus einem T-Shirt.

Ann-Kathrin fühlt sich gut. Welch ein Glück, dass das Fieberteufelchen zu ihr gekommen ist!

Ein Engel

Ann-Kathrin schwitzt. Schweißperlen kullern ihre Stirn hinunter, aber das merkt sie gar nicht. Ihr Körper zittert und bebt. Jedes einzelne Körperteil schmerzt. Ann-Kathrin stöhnt. Ihre Augen sind geschlossen und ihr Gesicht ist so weiß wie die Bettdecke.

Besorgt schaut ihr Freund aus dem Vorhang zu ihr herüber. Sachte tanzt er auf und ab, bemüht, ihr ein wenig Kühlung zuzufächeln. Aber das Fenster ist geschlossen und Ann-Kathrin fühlt den leisen Lufthauch nicht mehr, der über ihre Stirn weht.

Als sie glaubt, den Schmerz nicht mehr aushalten zu können, geschieht etwas Seltsames: Sie spürt ihren Körper nicht mehr. Ganz leicht ist sie auf einmal, leichter als die Federn in ihrer Decke, leichter als der Wind. Sie schwebt aus ihrem Körper heraus nach oben, kann sich im Bett liegen sehen. »Was passiert mit mir?«, fragt sie sich, doch dieses leichte, schwerelose Gefühl ist so schön, dass sie sich gar nicht darum kümmert, warum sie auf einmal zwei zu sein scheint, eine Ann-Kathrin im Bett und eine ohne Körper.

Ihr Zimmer hat keine Begrenzung mehr. Es geht unendlich weit nach oben und ihr eigener Körper im Bett wird immer kleiner. Ann-Kathrin fühlt sich wohl. Ein Glücksgefühl breitet sich dort aus, wo sich ihr Bauch befinden würde, und ergreift von ihr Besitz. Schließlich ist Ann-Kathrin nur noch Glück. Ein unbeschreiblich schönes Licht strahlt auf sie zu. Leuchtende Strahlen ziehen sie an. Ann-Kathrin hat das Gefühl, nach Hause zu kommen! Sehnsüchtig streckt sie die Arme aus. Es dauert ihr viel zu lange, bis sie endlich dort ist. Unterwegs begegnen ihr Lichtgestalten, wie Feen. Sie lächeln ihr zu und winken. Gesichter tauchen aus dem Nichts auf, freundliche, vertraute.

»Wer seid ihr?«, möchte Ann-Kathrin fragen, doch sie kann nicht reden. Dennoch scheinen die Lichtwesen sie zu verstehen. Sie hat den Eindruck, dass sie ihr antworten wollen. Leises Flüstern umgibt sie, eine feine Melodie, wie Himmelsmusik, erklingt. Ann-Kathrin hat so etwas noch nie gehört und doch glaubt sie, die Melodie zu kennen, so wie sie auch die Lichtwesen zu kennen vermeint.

»Ich will zu euch!«, ruft Ann-Kathrin mit ihrer inneren Stimme. Da erscheint vor ihr ein goldenes Licht, eine Art Fackel. Ein Körper formt sich daraus, ein Gewand und ein Gesicht. Ann-Kathrin weiß sofort, wer das ist: »Ein Engel«, flüstert sie.

Der Engel wird noch ein wenig deutlicher für sie, obwohl ihre Augen bereits Dinge sehen, die sie mit ihren irdischen Augen nie wahrnehmen könnte.

»Führst du mich ins Licht?«, fragt Ann-Kathrin.

Freundlich schüttelt der Engel seinen Kopf.

Ann-Kathrin ist enttäuscht. »Aber ich möchte dorthin!«

Endlich spricht der Engel und Ann-Kathrin ist ganz benommen vom Klang seiner Stimme: »Es ist zu früh. Du bist noch nicht an der Reihe.«

Ein bisschen Glücksgefühl bröckelt von Ann-Kathrin ab und sie sinkt nach unten. »Nein! Es ist so schön hier bei euch!«, ruft sie.

»Geh zurück, Ann-Kathrin«, flüstert der Engel ganz nah an ihrem Ohr, »du hast noch viel zu erledigen, ehe du ins Licht zurückkehren kannst.«

Ann-Kathrin versucht sich zu wehren, doch je stärker sie sich ins Licht drängen will, desto tiefer sackt sie ab. »Ich will nicht, ich will

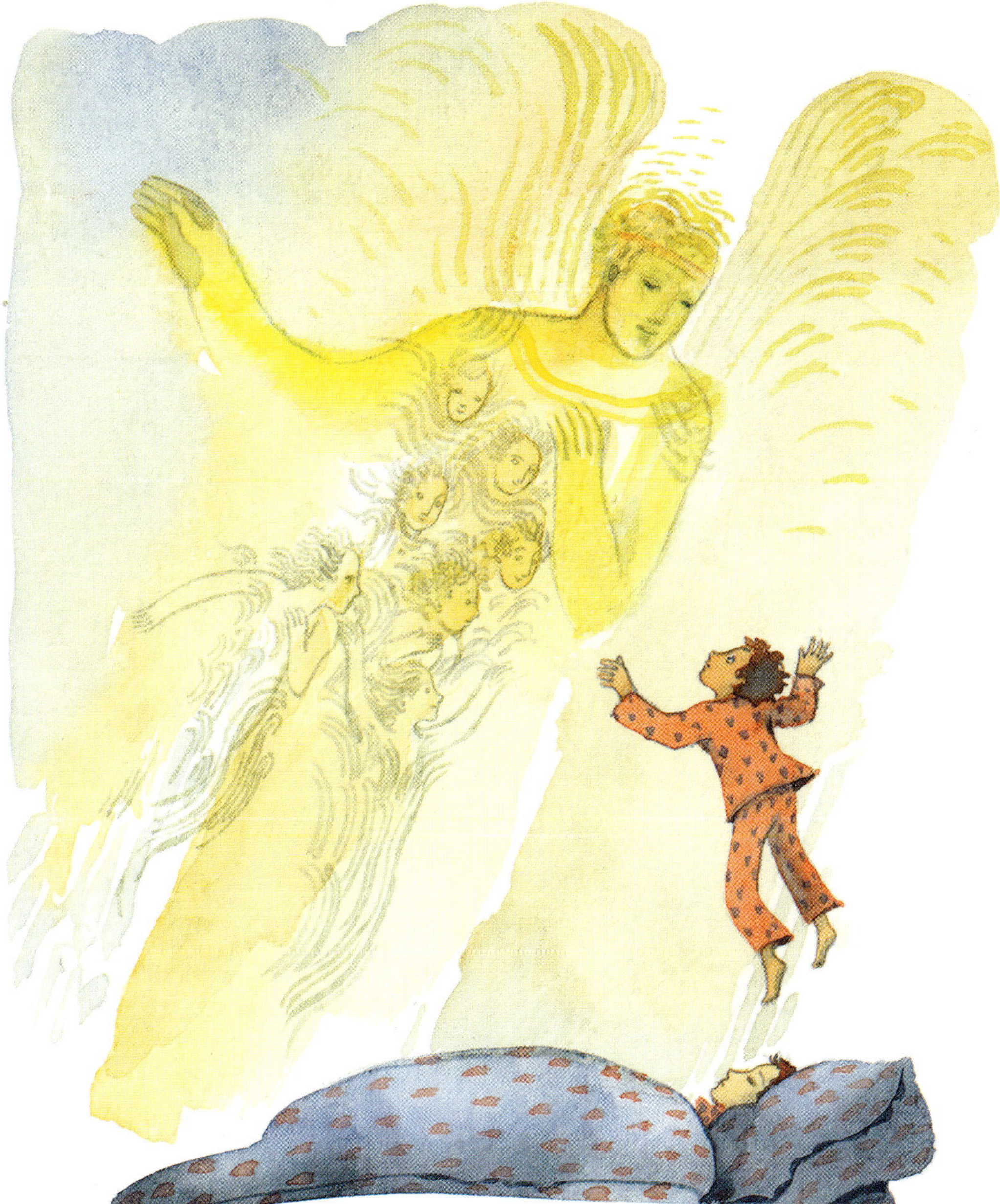

nicht!«, weint sie. Schon sieht sie ihren Körper wieder unter sich liegen und die Lichtwesen huschen davon. Nur der Engel begleitet sie noch. In der Ferne leuchtet das Licht, ganz sacht, freundlich daran erinnernd, dass sie dort zu Hause ist. »Lass mich nicht gehen!«, schluchzt sie und streckt Hilfe suchend die Arme nach dem Engel aus. Er ergreift sie und sanft, aber bestimmt, schwebt er mit ihr nach unten, legt die Hülle ihres Körpers schützend um sie. Dann lässt er sie los.

»Geh nicht fort!«, ruft Ann-Kathrin.

»Ich gehe nicht fort, Liebes, ich bin doch bei dir«, sagt eine wohl bekannte Stimme.

Ann-Kathrin öffnet die Augen und sieht ins besorgte Gesicht ihrer Mutter.

»Du hattest einen Fiebertraum«, sagt ihre Mutter. »Aber jetzt wird alles wieder gut.«

Ann-Kathrin seufzt. Da erblickt sie hinter ihrer Mutter eine Lichtfackel und das liebevolle Gesicht des Engels strahlt sie an.

»Ich war ganz schön weit weg«, sagt sie und ist auf einmal froh, ihren Körper wieder zu spüren. Der Schmerz ist von ihr gewichen und Ann-Kathrin fühlt sich warm. Sie weiß, dass sie bald wieder gesund ist. Die Lichtfackel steigt nach oben und verblasst. Ann-Kathrin schließt die Augen. In ihrem Herzen hört sie immer noch die schöne Melodie aus der Nähe des Lichts. »Der Engel hat mich zurückgebracht«, flüstert sie ganz leise.

Kleine Tierchen

Es ist still in Ann-Kathrins Zimmer. Sie hat kein Fieber mehr, fühlt sich aber noch ein wenig schwach. Eben hat sie ihrem Freund im Vorhang von ihrer Reise erzählt und der ist noch ganz versunken in die Vorstellung des Engels. Er hat schon viele seltsame Wesen gesehen, aber ein Engel war noch nicht darunter. Leise seufzend denkt er, dass eine solche Erfahrung eben den Menschenkindern vorbehalten ist.

Ann-Kathrin hört ihn seufzen und schaut zu ihm hinüber. »Alles in Ordnung bei dir?«, fragt sie. Das Gesicht bewegt sich zustimmend auf und ab. »Ich dachte nur gerade, dass du mich bald vergessen wirst, wenn du wieder gesund bist.«

»Unsinn«, widerspricht Ann-Kathrin. »Du bleibst doch dort im Vorhang, oder?«

»Wo ich immer schon bin«, bejaht ihr Freund.

»Dann werde ich dich auch nicht vergessen. Wir sehen uns schließlich jeden Tag ein paar Mal«, meint Ann-Kathrin.

»Dinge verändern sich, wenn man gesund ist«, behauptet ihr Freund.

»Warte mal ab«, sagt Ann-Kathrin, »wenn ich erst einmal gesund bin ...« Sie beendet ihren Satz nicht, sondern kratzt sich mit dem Handrücken am Arm.

»Was hast du denn da?«, will ihr Freund wissen.

»Das juckt schon die ganze Zeit«, sagt Ann-Kathrin, »am ganzen Körper. Aber ich darf mich nicht kratzen, sonst wird es noch schlimmer.« Interessiert schaut ihr Freund zu, wie sie ihre Arme an der Bettdecke reibt.

»Sei froh, dass du keine Haut hast, die dich jucken kann«, sagt sie.

Er legt die Stirn in Falten. »Aber schau doch mal genau hin, was da juckt«, meint er.

Ann-Kathrin zieht die Nase kraus. Was soll es schon da geben, was sie nicht kennt? Doch sie erschrickt, als sie ihre Arme genauer ansieht: Es wimmelt von kleinen blauen Käfern, die – »Die fressen ja meine Haut ab!«, ruft sie entsetzt. Aufgeregt versucht sie, die Käfer von ihren Armen abzustreifen, aber es geht nicht. Die Käfer sitzen fest.

Vor Verzweiflung steigen Ann-Kathrin Tränen in die Augen. »Die sollen weggehen!«, weint sie.

Beruhigend weht ihr Freund im Vorhang auf und ab. »Keine Angst. Sie helfen dir nur«, sagt er mit sanfter Stimme.

Fragend sieht Ann-Kathrin zu ihm auf. Plötzlich erinnert sein Gesicht an den Engel. Es geht ihr ein bisschen besser. Er sagt: »Die Käfer fressen deine kranke Haut ab, mit dem Ausschlag darauf. Sei froh, dass sie das tun, sonst würde es dich noch viel länger jucken!«

Obwohl sie die kleinen Käfer nicht sehr schön findet, schaut Ann-Kathrin ihnen einen Moment lang zu, wie sie Hautschüppchen von ihren Armen fressen. Sie machen das ganz vorsichtig und behutsam. Keiner beißt sie und jeder von ihnen scheint ein kleines Revier zu haben, in dem er sich vorwärts bewegt. Auf ihrem rechten Unterarm entdeckt Ann-Kathrin schon eine Stelle, auf der gesunde Haut durchschimmert, rosig und glänzend, nicht so rot und fleckig. Ann-Kathrin liegt still und lässt die Käfer arbeiten. Wenn sie das macht, juckt es gar nicht mehr so sehr, es kitzelt nur ein bisschen.

»Möchtest du eine kleine Geschichte hören?«, fragt ihr Freund.

Ann-Kathrin nickt.

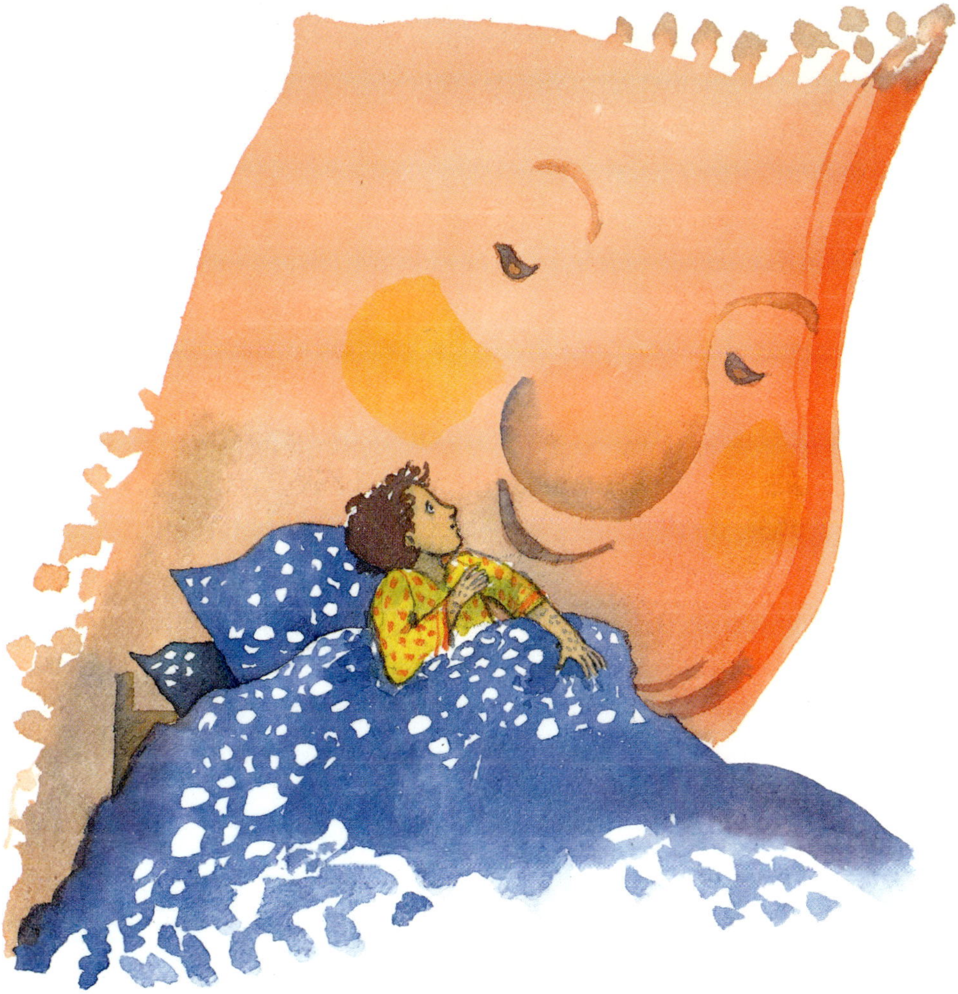

»Es gab eine Zeit, da waren diese kleinen blauen Käfer so groß wie Elefanten«, beginnt er. »Sie krochen auf der Erde herum und fraßen den Staub von den Straßen, weil sie so genügsam waren. Doch gerade durch ihre Bescheidenheit ärgerten sie die anderen Tiere, die ununterbrochen auf der Suche nach Futter waren und sich gegenseitig bekämpften. Da beschlossen die anderen Tiere, die Käfer ganz klein zu zaubern, so klein, dass man sie mit dem bloßen Auge gerade noch so erkennen konnte. Sie dachten, wenn die Käfer so klein wären, würden sie selbst allmählich vergessen, dass es diese überhaupt gäbe – damals konnten die Tiere nämlich noch zaubern und sich auch miteinander unterhalten.

Gesagt, getan. Sie zauberten die Käfer winzig klein und freuten sich, als diese erschrocken durcheinander liefen. Jetzt konnten die Käfer keinen Staub mehr fressen, denn sie mussten sich ständig in Acht nehmen, dass sie nicht zerdrückt und zertreten wurden! Für die anderen Tiere war das auch nicht so schön, wie sie es sich vorgestellt hatten. Zwar waren die Käfer jetzt fast nicht mehr sichtbar, doch sie wussten, dass sie überall sein konnten, und das war fast noch schlimmer als früher, da man sie wenigstens noch gesehen hatte!

Da hatte der liebe Gott Mitleid und sorgte dafür, dass die kleinen blauen Käfer eine Aufgabe bekamen und den anderen Tieren aus dem Weg waren. Er schickte sie zu den Menschen, damit sie ihnen bei solchen Krankheiten, wie du sie hast, Ann-Kathrin, helfen können. Den anderen Tieren aber nahm er die Gabe, zaubern zu können, und bewahrt sie seitdem gut auf.«

Ann-Kathrin lächelt. »... und seither gibt es wieder viel mehr Staub auf den Straßen, nicht wahr?«

Ihr Freund lächelt zurück. »Vielleicht. Ist das Jucken noch sehr unangenehm?«

Aber Ann-Kathrin spürt es kaum noch. Das Kitzeln ist ihre Arme hinuntergekrochen bis zu den Fingerspitzen. Gleich danach sind ihre Arme angenehm warm geworden. Jetzt kitzelt es in den Beinen, bis zu den Fußspitzen. Ganz warm sind ihre Beine und Füße. Ihr ganzer Körper ist warm und angenehm gelöst. Auch ihr Bauchraum ist warm.

Ann-Kathrin sagt den Käfern ein leises »Danke«. Sie freut sich, dass ihre Haut bald wieder gesund und neu ist.

Die Schlangenkönigin

Die kleinen blauen Käfer sind wieder verschwunden, aber so ganz zufrieden ist Ann-Kathrin nicht: »Die hätten ruhig noch ein bisschen weiterfressen können«, sagt sie. »Schau mal, da gibt es noch kranke Haut am Arm, auf der Hand, da am Bauch ...«

Interessiert schaut ihr Freund im Vorhang zu, wie sie den Schlafanzug hochzieht und sich untersucht. »Vielleicht kommen sie noch einmal wieder«, versucht er zu trösten.

Ann-Kathrin schüttelt den Kopf. »Wenn ich eine Schlange wäre«, überlegt sie, »dann könnte ich einfach aus meiner Haut schlüpfen. Das wäre toll! Ich würde die kranke Haut abstreifen, wie einen alten Strumpf, und darunter hätte ich schöne, gesunde Haut!«

»Klingt gar nicht schlecht«, meint ihr Freund. »Ob ich das auch mal probieren könnte ...?«

»Psst«, flüstert Ann-Kathrin und setzt sich aufgeregt im Bett hin. »Hat da nicht eben etwas geraschelt?«

»Kssszzzt.« Diesmal hören es beide. Mit großen Augen schaut ihr Freund zum Schrank und sagt auf einmal: »Sieh mal, wir bekommen Besuch!«

Ann-Kathrin folgt seinem Blick und sieht – eine Schlange! Langsam und geschmeidig bewegt sie sich auf dem Boden entlang, den kleinen grünen Kopf mit der neugierig zuckenden roten Zunge majestätisch nach oben gestreckt.

»Au weia, so hab ich das nicht gemeint«, sagt Ann-Kathrin erschrocken. Wenn die Schlange zu ihr ins Bett kriecht, wird sie schreien, überlegt sie. Ganz laut schreien. Vielleicht könnte sie vorher noch schnell aus dem Bett klettern und zur Zimmertür laufen, das Zimmer verlassen, ehe ...

»Ann-Kathrin, hier, bei mir«, flüstert ihr Freund.

Sie schaut zum Vorhang am Fenster und erblickt zwei Schlangen, die sich über die Vorhangstange gewickelt haben. Ihre violett schimmernden Schwänze bewegen sich sachte über ihrem Freund und sie scheinen die luftige Höhe zu mögen.

Obwohl Ann-Kathrin sie eigentlich wunderschön findet, bekommt sie eine Gänsehaut. »Ich schleiche mal kurz raus«, flüstert sie. »Ich komme gleich wieder, aber das wird mir jetzt ein bisschen viel mit den ganzen Schlangen.«

Behutsam schiebt sie einen Fuß aus dem Bett und setzt ihn auf den Boden. Schnell zieht sie ihn jedoch wieder zurück, denn auf dem Teppich wimmelt es auf einmal von Schlangen. Große, kleine, dicke, dünne, lange, kurze – in allen Farben kriechen und krümmen sie sich auf dem Boden. Von überallher kommen sie – unter dem Bett hervor, hinter dem Schrank, vom Regal, hinter dem Vorhang, ja, eine hängt sogar an der Deckenlampe.

Ann-Kathrin macht sich ganz klein in ihrem Bett, das ihr wie ein rettendes Floß inmitten eines gefährlich tobenden Meeres erscheint. Sie zieht ihre Bettdecke hoch bis ans Kinn, macht die Augen fest zu und wünscht sich inbrünstig, dass die Schlangen doch bitte, bitte bald wieder weggehen.

»Hab keine Angst«, sagt da eine freundliche, warme Stimme. »Wir tun dir nichts.«

Ann-Kathrin öffnet die Augen und sieht eine wunderschöne Dame in ihrem Zimmer stehen. Sie trägt ein schillerndes, enges Kleid mit langen Ärmeln. Ihre langen Haare hat sie zu einem Zopf gefloch-

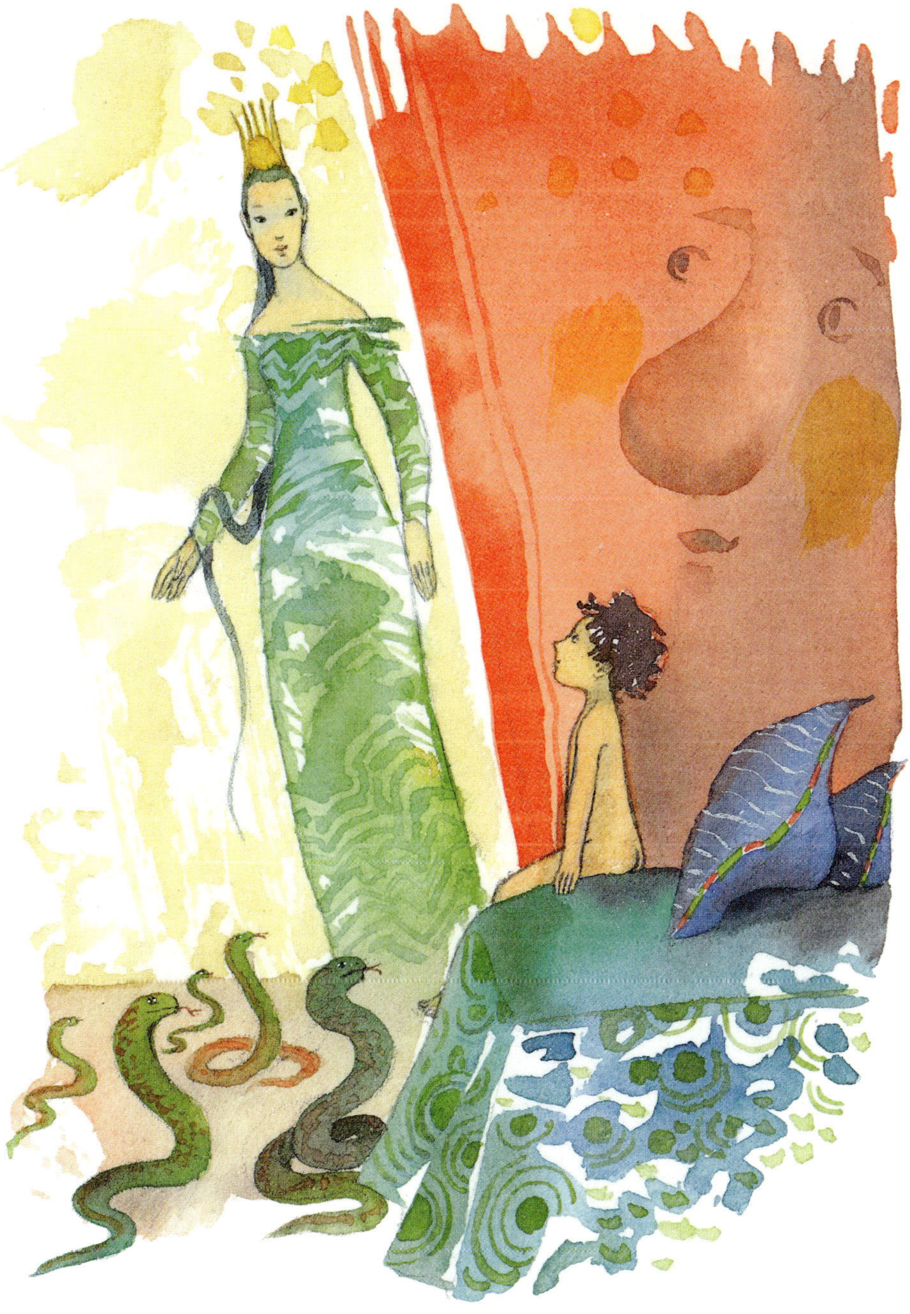

ten und in ein zartes Netz gehüllt und auf dem Kopf trägt sie eine kleine Krone. Sanfte grüne Augen blicken Ann-Kathrin ermutigend an und ihr warmes Lächeln beruhigt sie ein wenig. »Ich bin die Schlangenkönigin«, sagt sie. »Weißt du noch? Du hast dir gewünscht, eine Schlange zu sein, und da sind wir zu dir gekommen.«

»Ihr seid alle wunderschön«, sagt Ann-Kathrin, »aber eigentlich habe ich mir gewünscht, dass ihr jetzt wieder geht.«

Fragend zieht die Schlangenkönigin ihre Augenbrauen hoch. »Weshalb wolltest du denn eine Schlange sein?«

»Ich weiß nicht.« Ann-Kathrin kann sich an nichts mehr erinnern.

»Denk einmal gut nach«, sagt die Schlangenkönigin und kommt etwas näher an Ann-Kathrins Bett heran. Ihr Kleid schillert und glänzt. Jetzt sieht Ann-Kathrin, dass es kleine Muster hat, so ähnlich wie Schlangenhaut.

»Oh«, sagt sie plötzlich. »Eben ist es mir wieder eingefallen!«

Die Schlangenkönigin nickt lächelnd. »Du wolltest aus deiner kranken Haut schlüpfen. Das haben wir wohl vernommen und sind gekommen, um dir zu zeigen, wie das geht.«

Ann-Kathrin ist ein bisschen erleichtert. Scheinbar kommt doch keine Schlange zu ihr ins Bett ... aber: »Wird es denn wehtun?«, fragt sie vorsichtshalber.

»Nicht wirklich«, antwortet die Schlangenkönigin. »Es wird so sein, wie wenn du ein Kleidungsstück ablegst, das dir zu eng geworden ist, oder ...«

»... wie wenn ich aus einem alten Strumpf schlüpfe?«

»Genau. Vielleicht wird es ein wenig kitzeln oder jucken. Denk daran: Du brauchst diese alte Haut nicht mehr. Sie hat dich gut beschützt, aber jetzt ist unter der alten Schicht eine neue gewachsen, die dir von jetzt an Hülle sein wird. Bis du sie eines Tages vielleicht auch nicht mehr brauchst.«

Während sie geredet haben, ist es um sie herum ganz still geworden. Die Schlangen haben sich ruhig hingelegt und warten. Fast scheint es Ann-Kathrin, als wären sie tot. So still und ruhig ist es, dass auch sie sich entspannt in ihrem Bett zurücklegt. Worauf warten die Schlangen? Da, es beginnt zu knistern und zu rascheln, wie zartes Seidenpapier. Ann-Kathrin dreht ihren Kopf ein wenig zur Seite und sieht, wie sich bei der ersten Schlange die Haut vom Kopf löst. Es sieht ein bisschen aus, als bekäme sie von innen kleine Bläschen. Nach und nach platzen sie und vorsichtig schiebt die Schlange ihren Kopf nach draußen. Die alte Haut löst sich, faltet sich auseinander wie eine Mütze und hängt zerknittert an den Seiten herunter. Nun folgen auch die anderen Schlangen ihrem Beispiel. Überall schieben sich Schlangenköpfe mit glänzender, neuer Haut aus den blassen, alten Hüllen. Dann folgt der Körper, ganz langsam und geschmeidig. Es dauert lange, sehr lange, bis sich die Haut vollends gelöst hat und eine ganze Schlange schimmernd und schön herausgeschlüpft ist.

Ann-Kathrin ist ganz versunken in dieses Schauspiel und könnte stundenlang zusehen. Doch da merkt sie, wie die oberste Hautschicht an ihren Händen ganz dünn wird, zu spannen beginnt und zerreißt. Sie muss nur ein kleines bisschen nachhelfen, dann kann sie die Haut abschälen, fast wie eine Bananenschale. Es geht ganz leicht und tut gar nicht weh. Langsam zieht sie die alte Haut von ihren Armen ab, von Gesicht und Brust, Bauch, Rücken, Unterleib, von den Beinen und von den Füßen. Kichernd stellt sie sich vor, wie sie jetzt wirklich aus einem alten Strumpf schlüpft, und freut sich über die neue Haut, die überall, warm und rosig glänzend, zum Vorschein kommt.

»Wie fühlst du dich in deiner neuen Haut?«, fragt die Schlangenkönigin.

»Prima«, antwortet Ann-Kathrin. »Danke, dass ihr mich besucht habt!«

Doch die Schlangen sind inzwischen schon wieder verschwunden, mitsamt ihren alten Hüllen. Ann-Kathrin ist mit der Königin allein. Diese schenkt ihr ein Abschiedslächeln. »Pass gut auf deine neue Haut auf und achte mal darauf, ob du dich auch sonst vielleicht verändert hast. Solch ein Hautwechsel geht meist tiefer, als man denkt.«

Damit dreht sie sich um – und ist einfach weg.

Ann-Kathrin denkt nach.

»Wie war es?«, will ihr Freund aus dem Vorhang wissen.

»Na ja, lustig irgendwie. Und sie hat Recht. Es geht sehr tief, obwohl es ja doch nur die oberste Haut ist. Aber ich weiß noch nicht genau, welche Veränderung sie meint«, beschreibt Ann-Kathrin.

»Du hast keine Angst mehr vor Schlangen«, sagt ihr Freund.

»Stimmt«, sagt Ann-Kathrin und lacht. »Ich bin ja selbst eine.«

Delphine

Was steht denn da Schönes auf deinem Nachtschränkchen?«, fragt Ann-Kathrins Freund.

»Oh, das.« Ann-Kathrin weiß sofort, was er meint. »Das ist ein Delphin aus einem Türkis. Mein Papa hat ihn mir geschenkt – damit ich schneller gesund werde.«

Behutsam nimmt sie die Figur in die Hände und streicht darüber. Der Delphin ist gerade so groß, dass er in eine Hand passt – er schimmert grünblau und fühlt sich glatt und geschmeidig an. In Ann-Kathrins Hand wird der Stein ganz langsam warm.

»Der ist wirklich sehr schön«, sagt Ann-Kathrins Freund bewundernd. »Aber hast du schon einmal einen richtigen Delphin gesehen? Oder vielleicht gar eine ganze Delphinfamilie, die im Meer tanzt, wenn die Sonne rotgolden untergeht?«

»Nein«, sagt Ann-Kathrin sehnsüchtig. »Vielleicht irgendwann mal, wenn ich wieder gesund bin. Ich könnte mir eine Reise ans Meer wünschen, in den Ferien, da könnten wir dann echte Delphine besuchen ... Aber erst mal muss ich wohl richtig gesund werden. Und wer weiß, wie lange das noch dauert. Ich fühle mich immer noch ein bisschen schwach ...«

Der Delphin in ihrer Hand ist jetzt ganz warm und schimmert in eigenartigem Glanz, als wäre er mit Perlmutt überzogen. »Du bist wirklich ein besonders schöner Kerl«, sagt Ann-Kathrin. »Vielleicht ist es ganz gut, dass du so klein bist, sonst könnte ich dich nicht streicheln.«

Auf einmal fällt der Delphin, nein, er schlüpft aus Ann-Kathrins Hand, ist im gleichen Augenblick so groß wie ein ausgewachsener, echter Delphin und springt – ins Meer.

Direkt neben Ann-Kathrins Bett plätschert es sanft und leuchtet türkisblau. Das große, weite Meer. Überrascht sieht sich Ann-Kathrin um und stellt fest, dass sie nicht mehr im Bett sitzt, sondern in einem Boot, einem kleinen, weißen Fischerboot. Um sie herum ist das Meer, über ihr leuchtet der strahlend blaue Himmel.

»Komm, spiel mit uns!«, bittet eine Stimme.

Ann-Kathrin sieht über den Bootsrand und erblickt drei Delphine, die ihre Köpfe aus dem Wasser gestreckt haben und sie erwartungsvoll ansehen.

Der erste – er ist etwas kleiner als die beiden anderen und schimmert ein wenig mehr – könnte ihr Delphin sein. Ann-Kathrin wundert sich zwar ein wenig, dass sie die Sprache der Delphine verstehen kann, aber sie freut sich so sehr darüber, dass sie keinen Moment lang überlegt, sondern einfach ins Wasser springt.

Mmh, das Meer ist angenehm warm und erfrischend! Der erste Delphin stellt sich auf seine Schwanzflosse, gleitet rückwärts ein Stückchen durchs Wasser und lacht. Der zweite Delphin taucht unter Ann-Kathrins Beinen durch und nimmt sie auf den Rücken. Begeistert hält sie sich an seiner Rückenflosse fest und streichelt über die glatte, silbergraue Haut. Währenddessen schlägt der dritte Delphin Purzelbäume. Das Wasser spritzt nach allen Seiten weg, wie kleine Springbrunnen.

Ann-Kathrin klatscht in die Hände. Was für ein herrlicher Ausflug!

Doch der zweite ruft die beiden anderen Delphine zurück – Ann-Kathrin merkt es deutlich, obwohl sie nur einen feinen Singsang hört. Bereitwillig nehmen sie ihre Plätze ein neben dem Mädchen und dem zweiten Delphin. Dann schwimmen sie los – über das wunderbare Meer, dem Horizont entgegen. Ganz leicht, wie schwerelos, gleiten sie dahin, gleichmäßig, pulsierend, auf und ab, tauchen ins Wasser ein und wieder heraus. Ann-Kathrin hat das Gefühl, ganz ruhig zu werden in diesem Rhythmus, ruhig und doch innerlich wach. Ihre Sinne scheinen schärfer zu werden – sie sieht mehr, hört mehr, fühlt mehr als sonst. Farben begleiten ihre Reise: Violett, Blau, Lila, ein helles Purpur und ein warmes, strahlendes Gelb. Die Farben steigen aus dem Wasser auf und hüllen sie ein, wie in einen Farbmantel, ganz zart und durchscheinend, einem Regenbogen gleich.

Dazu hört Ann-Kathrin ein wunderschönes Singen – feine, helle Töne, glasklar und doch voller Wärme. Aber sie hört nicht nur mit den Ohren – mit ihrem ganzen Körper nimmt sie den Gesang wahr. Und dann merkt sie, dass die Delphine singen, hell und klar, und es ist wunderschön. Jeder Ton scheint sie zu streicheln, sie einzuhüllen und gleichzeitig in ihr zu schwingen. Und mit jedem Ton fühlt sich Ann-Kathrin leichter, stärker, glücklicher.

Allmählich verlangsamen die Delphine ihr Tempo. Das Ufer ist sichtbar geworden: ein wunderschöner Sandstrand mit Palmen und bizarren Felsen. Doch sie schwimmen nur ein kleines Stückchen näher heran. Sanft lässt der zweite Delphin Ann-Kathrin ins Wasser gleiten und nun spielen sie zusammen: Sie stupsen sich gegenseitig mit der Schnauze an, sie spritzen sich nass, machen kleine Kunststücke und schmusen miteinander. Ann-Kathrin spielt mit.

Sie spielen und sind übermütig, bis die Sonne langsam am Horizont untergeht. Noch einmal kommen ihre drei neuen Freunde ganz dicht zu Ann-Kathrin. Sie legen ihre Schnauzen an ihren Rücken und ihren Bauch und lassen sich streicheln. Fast ein wenig traurig sehen sie Ann-Kathrin dabei an und sie weiß: Es ist Zeit zum Abschiednehmen.

»Ich mag aber nicht fortgehen«, flüstert sie. »Kann ich nicht noch ein bisschen bei euch bleiben? Ein kleines Stündchen?«

Zwei der Delphine berühren sie kurz mit der Schnauze an der Backe – wie ein kleiner Kuss. Dann springen sie hoch in die Luft und tauchen ins Meer.

Der dritte Delphin bleibt bei ihr.

Doch er drängt Ann-Kathrin, im seichten Wasser weiterzugehen. Ein kleines weißes Fischerboot ist leise herangetrieben. Seufzend steigt das Mädchen ein. »Geh nicht weg, du«, sagt sie zu dem Delphin, der neben ihr herschwimmt. »Es ist wunderschön bei euch!«

Der Delphin lacht ein silberhelles Lachen und springt in die Höhe – geradewegs zu Ann-Kathrin. Und er ist wieder so klein, dass er in ihre Hand passt, und das Fischerboot ist verschwunden. Stattdessen sitzt Ann-Kathrin in ihrem Bett und ihr Freund im Vorhang schaut sie mit glänzenden Augen an.

»Wirklich ein besonderer Delphin«, sagt er.

Ann-Kathrin nickt. Liebevoll packt sie den Delphin in ihre Kissen ein, ganz nah zu sich heran.

»Ich glaube, ich bin bald wieder gesund«, sagt sie.

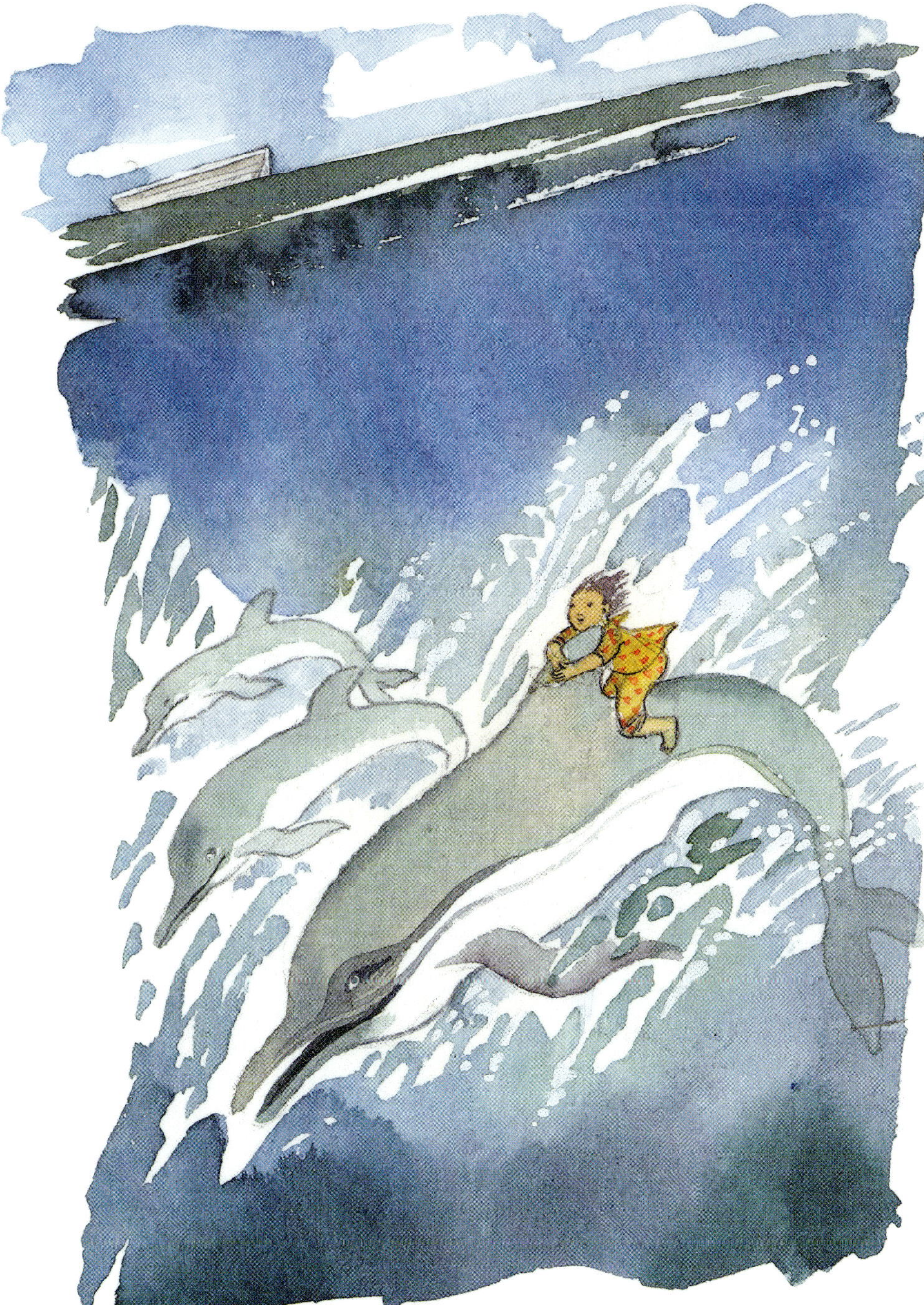

Sternenreise

Ich kann nicht schlafen«, seufzt Ann-Kathrin. Von einer Seite auf die andere hat sie sich gewälzt und dabei ihr Bett zerwühlt. Ihr Freund im Vorhang antwortet nicht.

»Hörst du?! Ich habe gesagt, ich kann nicht schlafen!«, sagt Ann-Kathrin vorwurfsvoll. Da bewegt sich der Vorhang am Fenster ein wenig, obwohl das Fenster geschlossen ist und kein Windhauch geht. Leise schwingt der Vorhang zur Seite und öffnet sich.

Ann-Kathrin kann jetzt den Nachthimmel sehen. Unzählige Sterne leuchten silbern und über der Birke im Garten gegenüber steht der Mond – rund und durchsichtig schimmernd, wie eine Träne.

Hell fällt ein Mondstrahl in Ann-Kathrins Zimmer und tanzt über die Bettdecke. »Hallo, Ann-Kathrin«, flüstert eine zarte Stimme, die ganz anders ist als die ihres Freundes. Sie sieht sich um – und erblickt ein silbern glänzendes Wesen in einem weißen Kleid inmitten des Mondstrahles. Fast könnte es ein Kind sein, wie sie selbst, doch sein Gesicht hat auch etwas elfenhaft Zartes. Auf dem Kopf trägt es einen Kranz aus silbernen Sternen. Sanft lächelnd neigt es das blond gelockte Köpfchen zur Seite. »Komm mit«, sagt es und streckt Ann-Kathrin die Hand entgegen.

»Wohin?«, fragt diese, ist jedoch schon aus dem Bett geschlüpft und hat die Hand der kleinen Gestalt ergriffen, die sich angenehm kühl und merkwürdig prickelnd anfühlt.

»Wir fliegen zu deinem Stern«, verrät Ann-Kathrins neue Freundin. »Ich bin dein Sternenkind.« Ann-Kathrin ist verwirrt und würde gern vieles fragen. Doch da befindet sie sich auch schon in einem

Flimmern und Schimmern vieler kleiner Lichter. Das Sternenkind nimmt ihre Hand ganz fest in seine und dann fliegen sie los.

Schnell wie ein Wimpernschlag sind sie aus Ann-Kathrins Bett und aus ihrem Zimmer, über das Haus und in den Himmel hinaufgeflogen. Ann-Kathrin fühlt sich wunderbar leicht. Alles um sie herum ist so hell, dass sie glaubt, sie sei selbst ein Licht. Das Sternenkind lacht und sein Lachen glitzert wie Sternenschimmer um Ann-Kathrin herum. Immer weiter lassen sie Häuser, Bäume, alles Irdische hinter sich und immer näher kommen sie Wolken, Mond und Sternen.

Schließlich sind sie angekommen. Das Sternenkind drückt Ann-Kathrins Hand ganz fest und lässt sie dann los. Sanft gleiten beide auf einen Stern, der friedlich in der Nacht glitzert. Er gefällt Ann-Kathrin sofort, ist ihr seltsam vertraut, wie ein Freund, und sanft streichelt sie ihm über die Oberfläche.

»Ja, das ist dein Stern«, sagt das Sternenkind, das sich auf eine Sternenzacke gesetzt hat. »Schau, es gibt viele Sterne bei uns – so viele Sterne, wie es Kinder auf der Erde gibt.«

Staunend betrachtet Ann-Kathrin die unzähligen Sterne um sie herum, über ihr, unter ihr, und denkt an die vielen, vielen Kinder, denen die Sterne gehören. Auf einmal fällt ihr etwas auf und gleich muss sie das Sternenkind fragen: »Weshalb gibt es helle und dunkle Sterne? Und warum haben manche Sterne dunkle Flecken?« Erschrocken schaut sie ihren eigenen Stern an und entdeckt, dass auch er ein wenig trüb ist.

»Ja«, sagt das Sternenkind traurig, »du hast Recht – die Sterne der kranken Kinder strahlen nicht ganz so hell wie die der gesunden. Am hellsten strahlen die Sterne der Kinder, die ganz gesund sind. Leider gibt es auch sehr dunkle ...«

»Kann man da gar nichts machen?«, will Ann-Kathrin wissen.

Das Sternenkind schenkt ihr ein Lächeln. »Doch, du kannst ihn putzen!« Es reicht ihr ein weißes, seidenes Tüchlein und sofort beginnt Ann-Kathrin, ihren Stern zu putzen, sanft zunächst, dann ein bisschen fester. An manchen Stellen muss sie sogar ziemlich lange putzen, aber allmählich werden die trüben Stellen immer heller und strahlender. Das Sternenkind hilft mit einem Zipfel seines Kleidchens mit und so wird Ann-Kathrins Stern schön silbern. Endlich sind beide zufrieden mit ihrem Werk.

»Jetzt gefällt er mir viel besser«, sagt Ann-Kathrin.

»Ja, mit einem solchen Stern wirst du bald gesund«, sagt das Sternenkind. Ann-Kathrin wirft einen Blick auf die anderen Sterne, die dunkle Stellen oder Flecken haben. »Am liebsten würde ich die auch putzen!«, sagt sie.

Bedauernd schüttelt das Sternenkind den Kopf. »Jedes Kind muss für seinen eigenen Stern sorgen«, sagt es. »Aber jedes kann kommen und ihn sauberputzen. Leider kommen nicht alle Kinder mit, wenn sie die Gelegenheit dazu haben.« Das versteht Ann-Kathrin nicht. Aber sie freut sich, als sie sieht, wie ein paar Sterne hell aufleuchten. Bestimmt sind diese Kinder wieder gesund!

Die Heimreise geht noch viel schneller als die Reise zum Stern – wie ein Mondstrahl, der vom Himmel auf die Erde fällt. »Vielen Dank«, sagt Ann-Kathrin noch zu ihrem Sternenkind, dann ist es auch schon wieder verschwunden. Sie selbst aber liegt wieder in ihrem warmen, gemütlichen Bett.

»Hallo, Sternenputzerin!«, grüßt ihr Freund aus dem Vorhang.

Ann-Kathrin lächelt. Sie ist sehr müde, doch ihre Hände sind warm und kribbeln. Ihre Handinnenflächen leuchten silbern. Warm und wohlig fühlen sie sich an. Warm und wohlig fühlt sich auch ihr Bauch an, als ob dort ein Stern wäre, der nach allen Seiten strahlt, ganz hell und rein. Ehe sie sichs versieht, ist Ann-Kathrin eingeschlafen. Im Traum aber besucht sie ihn noch einmal – ihren Stern.

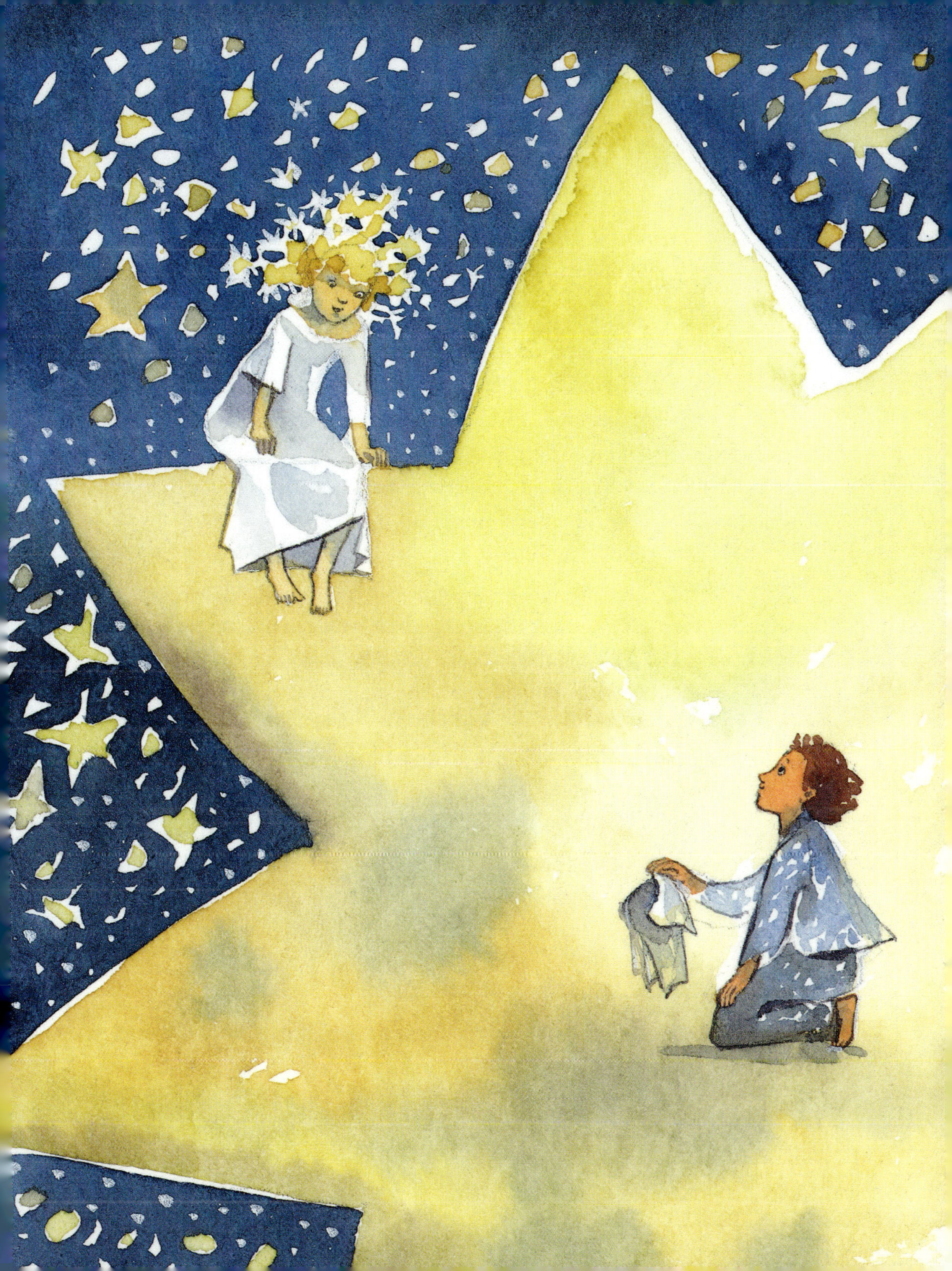

Beim Weisen Mann

Du bist fast wieder gesund«, hat der Arzt zu Ann-Kathrin gesagt. »Bleib noch einen Tag im Bett, dann kannst du schon wieder aufstehen.« Kaum ist er jedoch mit ihrer Mutter aus dem Zimmer gegangen, als Ann-Kathrin die Bettdecke zurückschlägt und aus dem Bett springt.

»Habe ich da nicht eben gehört, dass ein gewisser Jemand im Bett bleiben soll?«, kommt eine Stimme aus dem Vorhang.

»Du hörst aber auch alles!«, beschwert sich Ann-Kathrin, die gerade in ihrem Bücherschrank nach einem spannenden Buch gesucht hat. »Ich gehe gleich wieder zurück – du weißt ja gar nicht, wie das ist, wenn man so lange im Bett gelegen hat«, fügt sie leise hinzu.

Doch ihr Freund hat Ohren wie eine Spitzmaus. »Weiß ich nicht?«, fragt er bedeutungsvoll.

Ann-Kathrin schaut ihn an und bekommt rote Backen. Die ganze Zeit, während sie im Bett lag, befand sich ihr Freund dort im Vorhang und hat sich nicht ein einziges Mal darüber beschwert, wie langweilig ihm sei. »Entschuldigung«, sagt sie.

Ihr Freund flattert ein wenig hin und her. »Wenn du schon aufgestanden bist, kannst du auch zu mir kommen«, meint er.

Ann-Kathrin steht auf und geht zum Vorhang. Zum ersten Mal seit langer Zeit kann sie wieder einen Blick aus dem Fenster werfen. Aber das ist gar nicht so interessant und sie weiß sofort, dass dies nicht der Grund ist, weshalb sie zu ihrem Freund kommen sollte. Ganz dicht steht sie am Vorhang, fast könnte sie mit ihm verschmelzen, und sie weiß, dass sie diesen Platz noch nie so bewusst wahrgenommen hat.

»Möchtest du mich einmal besuchen?«, fragt ihr Freund.

»Das tu ich doch gerade – oder nicht?« Ann-Kathrin ist verwirrt.

Da fühlt sie sich ganz sanft am Nacken gestreichelt und weiß nicht, sind es Hände oder ist es der Vorhangstoff? Das Streicheln wandert ihren Rücken entlang und auf einmal fühlt sie es am ganzen Körper, zart wie ein Gutenachtkuss und sehr vertraut, als wäre es ein Teil von ihr. Ann-Kathrin schließt die Augen und macht sich ganz leicht. Ihr Atem schwingt durch sie hindurch und beginnt sie zu tragen wie ein kleines Boot.

»Willkommen bei mir«, sagt die Stimme, die sie inzwischen so gut kennt.

Ann-Kathrin öffnet die Augen – und muss ein paar Mal blinzeln, denn was sie erblickt, kann doch gar nicht wahr sein, oder doch? Sie befindet sich am Ufer eines Flusses, über den sie auch hierher gekommen sein muss, obwohl sie sich nicht recht erinnern kann. Aber das Wasser ist ganz hell und durchsichtig und ebenso durchsichtig sind die Bäume in phantastischen Formen, die am Rand des Flusses wachsen. Eine Landschaft wie ein Traum umgibt sie – kleine Hügel, Wiesen mit den schönsten Blumen, ein gläsernes Schloss an einem Teich. Alles ist wie eingehüllt in einen zarten rosa Schleier. Am unglaublichsten jedoch ist das Wesen, das Ann-Kathrin vertraut an der Hand fasst, ein kleiner Kobold mit einem lieben Gesicht und den Füßen eines Vogels. Er strahlt sie an und auf einmal erkennt ihn Ann-Kathrin: Er ist niemand anderes als ihr Freund aus dem Vorhang.

Erfreut drückt sie seine kleine, dicke Hand. »So siehst du also wirklich aus. Und hier wohnst du?« Staunend schaut sie sich um. Die farbigen Schleier wirbeln um sie herum und ihr ist, als würde sich die Landschaft leicht verändern. Das gläserne Schloss ist ein Stück auf sie zugekommen und auf dem Teich erkennt sie jetzt ein paar Schwäne, die kaum merklich auf dem Wasser dahingleiten.

»Gefällt es dir?«, fragt ihr Freund und man merkt es seiner Stimme an, dass er nicht oft Besuch empfängt.

»Es ist wunderschön«, sagt Ann-Kathrin. »Ich wusste ja nicht, dass du so viel Platz hast!«

Ausgelassen tanzt ihr Freund vor ihr herum und zieht sie auf das Schloss zu, in dessen Fenstern sich die Sonnenstrahlen spiegeln. Ann-Kathrin lässt sich ziehen. Sie spürt keine Angst, nur Freude und ein wenig Neugier. Sie gehen in den Schlosshof hinein, wo sich viele sonderbare Wesen tummeln. Ann-Kathrin sieht Elfen, wie die eine, die sie einmal besucht hat, auch solche farbenprächtigen Schmetterlinge sind dort. Ihr Freund zieht sie weiter, vorbei an Fontänen aus Licht, durch spiegelnde Gänge und geheimnisvolle Türen. Endlich machen sie Halt in einem wunderbaren Saal. Eine weiße, schimmernde Perlmuttschicht bedeckt den Boden und blaue, durchscheinende Tücher wehen an der Decke und von den Wänden, wie perlendes Wasser, in dem sich Seesterne und Korallen baden. Ann-Kathrin ist stumm vor Staunen und traut sich kaum zu atmen, aus Angst, der wundervolle Saal könne zerplatzen wie eine Luftblase.

»Keine Sorge, das wird nicht geschehen«, sagt eine Stimme, die Ann-Kathrin noch nicht kennt. Ein Mann kommt auf sie zu, der seltsam erfahren, aber doch nicht alt aussieht. Freundliche, dunkelblaue Augen strahlen sie an, und seine warmen Hände ergreifen ihre kleinen, kühlen. »Wie schön, dass du zu uns gekommen bist«, sagt er nun.

Ann-Kathrin schaut sich nach ihrem Freund um, doch der hüpft unbefangen zum Fenster und setzt sich auf den Sims, um hinauszusehen. »Ich wusste gar nicht, dass es so etwas wie hier überhaupt gibt«, sagt Ann-Kathrin nun.

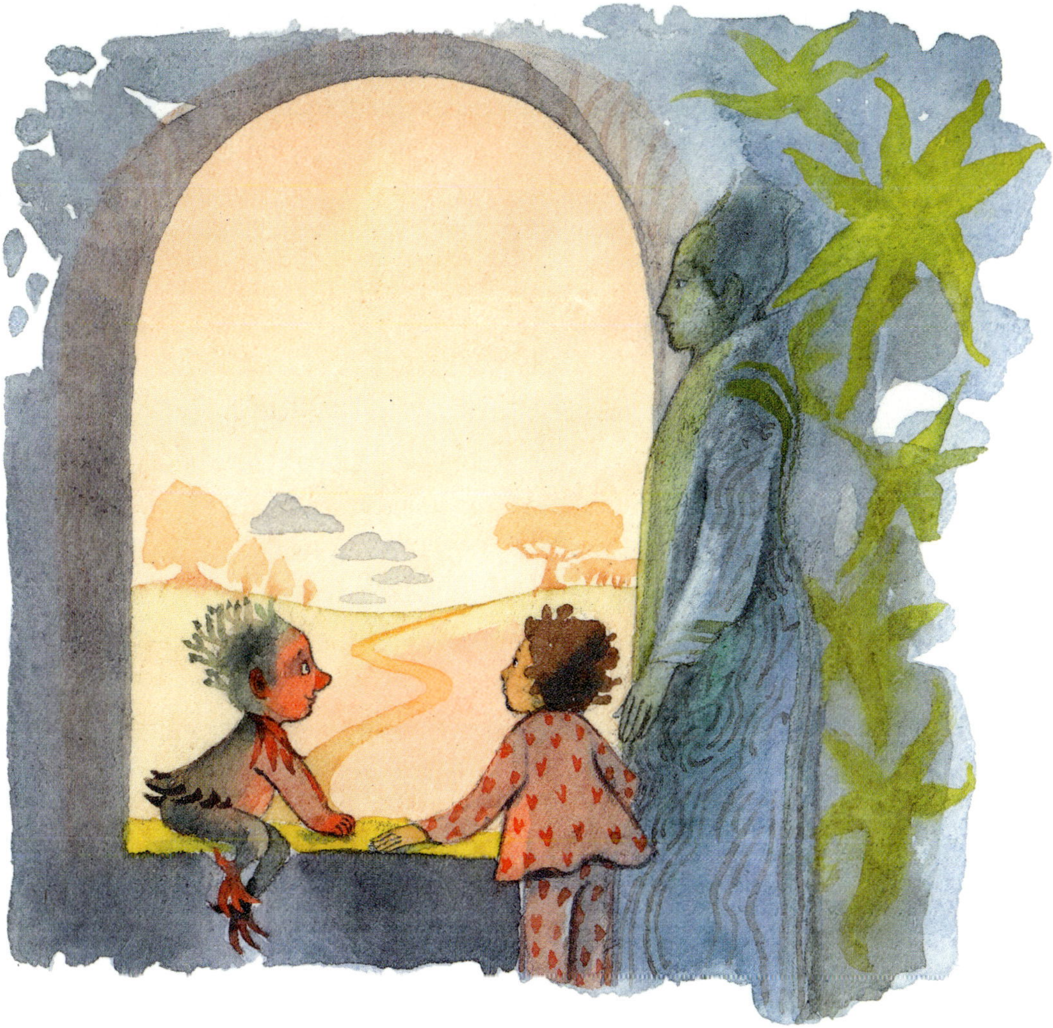

Der Weise Mann nickt. »Diese Welt steht nur denen offen, die bereit sind, sich zu öffnen.«

Das versteht Ann-Kathrin nicht und der Weise Mann scheint es zu merken. Er lächelt und führt sie an das große Fenster, an dem ihr Freund auch schon sitzt.

Einen Moment lang schauen alle drei in die strahlend schöne Landschaft hinaus und eine große Sehnsucht überfällt Ann-Kathrin, fast so stark wie die, als sie dem Engel begegnete. Ein leuchtender Regenbogen steht über den Hügeln, aber in der Ferne gibt es ein paar dunkle Flecken, wie Regenwolken an einem strahlenden Sommerhimmel.

»Das sind die Zweifel, die Nichtse und die Furcht«, sagt der Weise Mann. »Sie bedrohen das, was du hier siehst, aber deine Hoffnung und dein Vertrauen sind so stark, dass sie weit im Hintergrund bleiben müssen. Solange du dir diese Tugenden bewahren kannst, werden sie weder dieser Welt noch dir etwas anhaben können.«

Damit kann Ann-Kathrin etwas anfangen. Furcht und Zweifel hat sie gespürt, als der Ritter mit dem Drachen kämpfte. Und als die Viren ihr einredeten, das Fieberteufelchen nicht hereinzulassen!

»Sie gehören zusammen, diese Welt und ich, nicht wahr?«, erkennt sie plötzlich. Der Weise Mann nickt.

»Und wie war das mit dem Öffnen?«, will sie noch einmal wissen.

»Alles, was du in dir fühlst, begegnet dir als Spiegel in der Außen-Welt. Alles, was du siehst, ist ein Teil von dir. Vertraue deinem Herzen. Es führt dich auf den richtigen Weg.«

Diesen Gedanken findet Ann-Kathrin sehr schön, aber auch ziemlich schwierig.

»Es ist leichter, als du denkst«, tröstet der Weise Mann. »Solange du nach Antworten suchst, werden sich dir Türen auftun. Höre nie auf zu suchen!«

Inzwischen ist Ann-Kathrins kleiner Freund von der Fensterbank gesprungen und tanzt aufgeregt um die beiden herum.

»Ihr müsst jetzt gehen«, sagt die Stimme des Weisen Mannes und Ann-Kathrin fühlt, wie sie aus dem Saal hinauswirbelt, das Schloss verlässt und über den Teich zurück an den kleinen Fluss fliegt.

Ein bisschen traurig bleibt ihr kleiner Freund am Ufer des Flusses zurück, als Ann-Kathrin ihren Atem ganz tief in ihrem Körper spürt und sich schließlich am Vorhang wieder findet.

»Liegst du im Bett?«, fragt ihre Mutter von der Tür aus.

Schnell wie der Blitz ist Ann-Kathrin ins Bett gesprungen. »Ja-a!«, ruft sie. Gerade noch rechtzeitig! Ihr Freund blinzelt ihr aus dem Vorhang zu. »Bis bald«, flüstert er.

Das Füllhorn

Ann-Kathrin räumt auf. Sie ist wieder ganz gesund, fühlt sich nur noch ein bisschen schwach. Aber der Arzt hat gesagt, sie solle jetzt viel an die frische Luft und in die Sonne gehen. Nun will sie die letzten Spuren ihrer Krankheit beseitigen.

Die Taschentücher legt sie in die Schublade ihres Nachtschränkchens. Sie schmunzelt, als sie daran denkt, wie sie den Zwergen eines davon für das Hochzeitskleid ihrer Königin geschenkt hat! Und sie wird ganz nachdenklich, als ihr einfällt, wie sie dem Ritter ein lavendelfarbenes gab, für seinen Kampf gegen den Drachen. Sie schaut zum Drachen hinüber und streckt ihm die Zunge raus, nur nicht zu weit, falls er sich ärgert ...

Auch ein Fieberthermometer liegt auf dem Nachtschrank. Ann-Kathrin denkt an das Fieberteufelchen und hat überhaupt keine Angst mehr vor ihm. Schließlich hat es ihr gegen die bösen Viren geholfen und – sie beginnt ein wenig zu träumen – sie mit dem Engel zusammengebracht.

»Hallo-o-o!«, erklingt da eine vertraute Stimme.

Ann-Kathrin lächelt und geht zum Vorhang. »Du musst mir nicht Auf Wiedersehen sagen«, meint sie. »Ich werde dich nicht vergessen.«

»Ich weiß«, sagt ihr Freund, »Aber ich habe etwas für dich – ein kleines Geschenk vom Weisen Mann!«

Ann-Kathrin spürt, wie sie ganz aufgeregt wird. »Für mich? Was ist es? Zeig es mir bitte!«

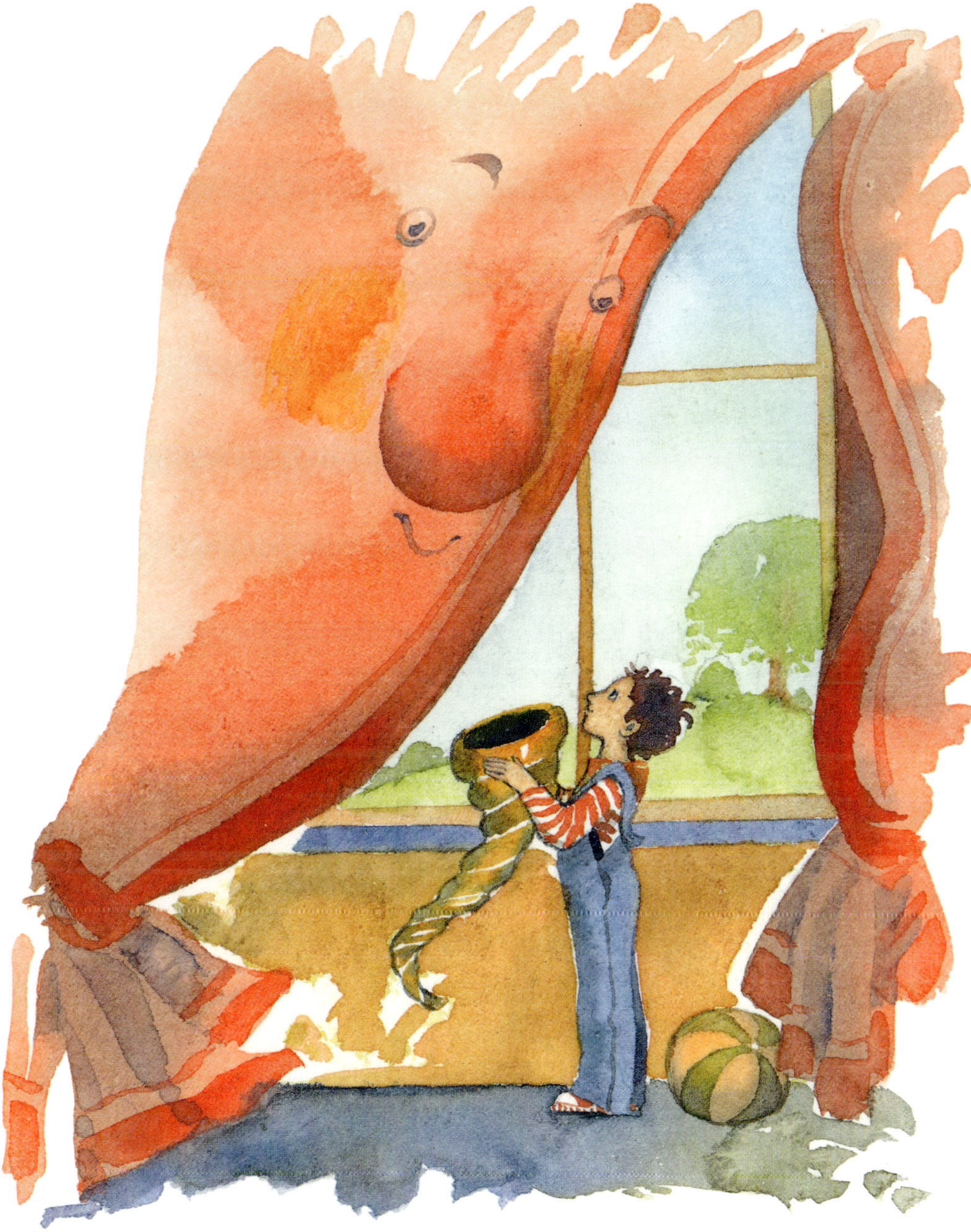

Ihr Freund tut ganz geheimnisvoll, sieht sich um nach links und nach rechts, raschelt mit dem Vorhang und scheint sich gar nicht entscheiden zu können, ob er ihr das Geschenk nun geben soll oder nicht. Endlich zieht er den Vorhang von einem geheimnisvollen Gegenstand. Ann-Kathrin erkennt ihn auf den ersten Blick gar nicht. »Eine Schultüte? Ein Zauberhut?«

Ihr Freund seufzt. »Ein Füllhorn natürlich. Etwas, worin du Dinge aufbewahren kannst.«

»Ach so.« Ein bisschen enttäuscht ist Ann-Kathrin schon, obwohl sie es sich nicht anmerken lassen will.

Ihr Freund hingegen ist so begeistert, dass er ins Schwärmen gerät: »Wunderbare Dinge kannst du in dein Füllhorn legen: Freude, Glück, Lachen, Träume, Ideen, Wunder, Liebe ...« Ann-Kathrin runzelt die Stirn. »Sind das nicht seltsame Dinge für ein Füllhorn?«

»Die einzigen, die es wert sind!«, entgegnet ihr Freund.

Ann-Kathrin versucht, einen Blick in das Füllhorn zu werfen, doch sie sieht nur etwas am Boden schimmern, ohne genau zu erkennen, worum es sich handelt.

»Er hat schon etwas für dich hineingelegt«, flüstert ihr Freund geheimnisvoll. »Aber du darfst es erst dann herausholen, wenn du es wirklich brauchst.«

»Wie soll ich denn wissen, ob ich es brauche, wenn ich nicht einmal weiß, was es ist?«, fragt Ann-Kathrin verwirrt.

»Du wirst dich irgendwann danach fühlen. Dann ist der richtige Zeitpunkt da«, erklärt ihr Freund.

»Mich danach fühlen? Wie nach einem Stück Schokolade?«

»So ungefähr. Außerdem kannst du es mit schönen Dingen füllen, mit deinem Lachen, deinen Tränen, mit Geduld ...«

»Moment, wieso Tränen?«, unterbricht Ann-Kathrin. »Sollten es nicht nur die schönen Dinge sein?«

»Du weißt doch: Kummer und Freude gehören genauso zusammen wie Weinen und Lachen. Oder wie Krankheit und Gesundheit. Nur wenn du das eine kennst, weißt du das andere zu schätzen. Sie können ohne einander nicht sein, wie Zwillinge.«

Ann-Kathrin wird sehr nachdenklich. Sie ist ziemlich froh, nicht mehr krank sein zu müssen, aber wenn sie nicht krank gewesen wäre, wüsste sie auch gar nicht, wie schön es ist, gesund zu sein.

War es das, was ihr Freund und der Weise Mann ihr beide sagen wollten?

Ihr Freund nickt, als hätte er die stumme Frage gehört. »Ja und Nein. Weiß und Schwarz. Hell und Dunkel«, fährt er fort.

»Tag und Nacht. Frühling und Winter. Einatmen und Ausatmen«, ergänzt Ann-Kathrin. »Du hast natürlich Recht. Das eine gehört zum anderen dazu. Aber was soll ich jetzt ins Füllhorn füllen? Die schönen Dinge oder die nicht so schönen?«

»Ich würde sagen: die Dinge, die dir etwas schwerer fallen. Geduld zum Beispiel. Wenn du dich einmal sehr geduldig fühlst, dann gehst du zum Füllhorn, schaust tief hinein und stellst dir vor, du lässt sie von deiner Seele hinabrieseln, so viel, wie du entbehren kannst. Das genügt«, erklärt ihr Freund. »Und wenn du dich einmal richtig unerträglich ungeduldig fühlst, schaust du wieder ins Füllhorn und stellst dir vor, es rieselt Geduld in dich hinein.«

»Das klingt so einfach!«, ruft Ann-Kathrin begeistert. Und muss es gleich ausprobieren. Sie hat das Gefühl, sie sprudele fast über vor lauter Freude. Also schaut sie in das Füllhorn hinein und stellt sich vor, wie aus ihr Freudenperlen rieseln, große, kleine, dicke, dünne, so viele wie nur möglich. Als sie das Gefühl hat, es sei genug, zieht sie den Kopf wieder zurück.

»Und? Wie fühlst du dich?«, möchte ihr Freund wissen.

»Gut. Immer noch froh, aber nicht so – laut, ein bisschen stiller eben«, versucht Ann-Kathrin ihr Gefühl zu beschreiben.

Ihr Freund nickt, als kenne er das Gefühl. »Verwahre es gut«, sagt er und deutet auf das Füllhorn. »Und dann gehst du vielleicht nach draußen, ehe die Sonne untergeht.«

Ann-Kathrin lächelt und nimmt das Füllhorn an sich. »Hab vielen Dank. Für alles. Ich hoffe, wir bleiben gute Freunde«, sagt sie ein bisschen ängstlich.

»Freunde kommen und gehen, wie sie gebraucht werden«, sagt ihr Freund geheimnisvoll und zwinkert ihr zu.

Ann-Kathrin versteckt das Füllhorn unter ihrem Bett und geht zur Tür. Gerade will sie rausgehen, als ihr etwas einfällt: »Wenn du einfach weggehen willst, werde ich kommen und dich zurückholen. Ich weiß schließlich jetzt, wo du wohnst!«

»Gute Idee!«, sagt ihr Freund.

Ann-Kathrin geht hinaus in die Sonne, bis ihr Gesicht nicht mehr blass ist, sondern leicht getönt. Sie spielt und lacht mit ihren Freunden, bis ihr Lachen ins Zimmer dringt, wo ein Vorhang lustig im Wind tanzt. »Auf Wiedersehen, Ann-Kathrin«, flüstert eine leise Stimme.

Literaturtipps

Götz Blome: *Heile dein Kind an Körper und Seele. Das große alternative Kinder-Gesundheitsbuch.* Hermann Bauer, Freiburg 1997

Wolfgang Goebel / Michaela Glöckler: *Kindersprechstunde. Ein medizinisch-pädagogischer Ratgeber.* Urachhaus, Stuttgart 1998

Henning Köhler: *Schwierige Kinder gibt es nicht. Plädoyer für eine Umwandlung des pädagogischen Denkens.* Verlag Freies Geistesleben, Stuttgart 1997

Petra Lange: *Hausmittel für Kinder. Naturgemäß vorbeugen und heilen.* Rowohlt Taschenbuch Verlag, Reinbek 1987

Elisabeth Plattner: *Die ersten Lebensjahre. Eine Hilfe im Umgang mit kleinen Kindern.* Urachhaus, Stuttgart 2000

Ulla Rahn-Huber: *Das kleine Notfall-ABC. Schnelle Hilfe für mein Kind.* Kösel-Verlag, München 2000

Ravi und Carola Roy: *Selbstheilung durch Homöopathie.* Droemer Knaur, München 1992

dies.: *Homöopathischer Ratgeber bei Notfällen. Operationen, Verletzungen, Zeckenbiß, Vergiftungen.* Lage und Roy Verlag, Murnau 1994

Sigrid Schmidt: *Bachblüten für Kinder.* Gräfe und Unzer, München 2000

Rudolf Steiner: *Gesundheit und Krankheit. Acht Vorträge.* Verlag Freies Geistesleben, Stuttgart 2000

H. Michael Stellmann: *Kinderkrankheiten natürlich behandeln. Bewährte Haus- und Heilmittel für Kinder in jedem Alter.* Gräfe und Unzer, München 1997

Werner Stumpf: *Homöopathie für Kinder. Sanfte Medizin ohne Nebenwirkungen.* Gräfe und Unzer, München 2000 (Neuausgabe)

Alfred A. Tomatis: *Der Klang des Lebens. Vorgeburtliche Kommunikation – die Anfänge der seelischen Entwicklung.* Rowohlt Taschenbuch Verlag, Reinbek 1990

Heidi Velten / Bruno Walter: *Harmonische Kindermassage. So fördern Sie das Wohlbefinden Ihres Kindes.* Kösel-Verlag, München 2000

Alfred Vogel: *Der kleine Doktor. Hilfreiche Ratschläge für Ihre Gesundheit.* Heyne Verlag, München 1994

Barbara Wanderer: *Heile, heile Segen. Massagen für Ihr Kind.* Kösel-Verlag, München 1995

Internet-Adressen

Auch im World Wide Web finden sich mittlerweile viele interessante Angebote zum Thema ganzheitliche Medizin. Gute Startpunkte für eine Suche danach sind:

http://members.aol.com/altamed/
Verzeichnis naturheilkundlicher www-Seiten, geordnet nach Interessensgebieten wie Akupunktur, Bachblüten, Homöopathie, Bioenergetik etc.
Sie finden dort auch Adressen von Heilpraktikerverbänden sowie Hilfen zu Suchmaschinen und weitere interessante Links.

http://www.naturheilkunde-index.de
Links zu Themen wie Heilverfahren, Ernährung etc., außerdem die Adressen von Online-Nachschlagewerken, Diskussions-Foren und Ähnlichem.

http://www.doktoren.net/html/suchen.html
Hier können Sie Ärzte in Ihrer Umgebung unter Stichpunkten wie »Naturheilkunde« oder »Homöopathie« suchen.

Viele weitere Adressen im www finden Sie unter:

http://de.dir.yahoo.com/Gesundheit/Alternativmedizin